高等院校医学与生命科学系列实验教材

生理学与病理生理学实验

EXPERIMENTS IN PHYSIOLOGY AND PATHOPHYSIOLOGY

主 编 刘健翔
副主编 丁悦敏 张 薇

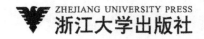
ZHEJIANG UNIVERSITY PRESS
浙江大学出版社

图书在版编目（CIP）数据

生理学与病理生理学实验 / 刘健翔主编. —杭州：浙
江大学出版社，2012.10（2025.1 重印）
ISBN 978-7-308-10071-7

Ⅰ.①生… Ⅱ.①刘… Ⅲ.①人体生理学—实验②病
理生理学—实验 Ⅳ.①R33－33②R363－33

中国版本图书馆 CIP 数据核字（2012）第 120222 号

生理学与病理生理学实验

刘健翔 主编

责任编辑	季峥（really @zju. edu. cn）	
封面设计	林智广告	
出版发行	浙江大学出版社	
	（杭州市天目山路 148 号 邮政编码 310007）	
	（网址：http://www.zjupress.com）	
排　　版	杭州大漠照排印刷有限公司	
印　　刷	广东虎彩云印刷有限公司绍兴分公司	
开　　本	787mm×1092mm　1/16	
印　　张	9.75	
字　　数	255 千	
版 印 次	2012 年 10 月第 1 版　2025 年 1 月第 9 次印刷	
书　　号	ISBN 978-7-308-10071-7	
定　　价	23.00 元	

前　言

　　生理学实验是基础医学教育的重要环节,对于学生培养动手操作能力、深刻理解机体的正常功能过程和机理有重要作用。病理生理学实验则通过复制疾病的动物模型,观察病理情况下的机体功能改变,不仅帮助学生理解病因和病理变化的关系,而且有助于学生从另一个角度去理解正常生理功能。鉴于两者在实验方法和操作等方面的诸多共同之处,本教材在介绍生理学实验项目的同时,也选择了一些病理生理学实验项目进行介绍。

　　在内容编排上,本教材先介绍了实验基础知识,主要是动物实验的基本方法、实验室常用器械设备和药品等。之后介绍了 45 个实验项目,包括 35 项生理学实验和 10 项病理生理学实验。其中,对于人体生理学实验项目,鉴于其实验对象和实验条件的特殊性,单独作一章介绍。为适应教学改革的需要,本教材最后还对设计性实验的基本方法做了简要介绍。

　　本教材针对教学实际需求,注重实用性和启发性,实验项目的介绍力求详细、具体。本教材可供高等院校临床医学专业学生使用,也可供药学、护理学等其他相关专业使用。

　　由于时间仓促,编写经验不足,教材中难免有不足之处,恳请广大读者批评指正。

编者

2012 年 4 月

C目录
Contents

第一章 实验基础知识

1.1 概　述

生理学实验和病理生理学实验是基础医学领域的两门重要学科。两者之间既有明显的区别，又有十分密切的联系。例如，两门课在教学中都用实验动物作为主要实验对象，实验技术手段和仪器设备器械也基本相似。在实验课上，如果在把握学科差别的前提下，注重两门学科的相互交融，既有利于深刻理解正常生理功能，也会为后续的医学课程打下更扎实的基础。

在实验过程中，要注意"三严"，即严肃的态度、严格的要求和严密的方法，通过动手实验，锻炼观察、分析和解决问题的能力，逐渐培养科学思维和规范操作的习惯、分工合作的工作作风。在初学生理学与病理生理学实验时，学生有时会被一些有趣的现象所吸引而忽视了"三严"。殊不知，如果没有规范的操作、严密的设计和严谨的方法，就很难得到可信的结果，这样的实验也就失去了价值。许多实验内容较复杂，包括了动物手术操作、给予刺激或药物，以及数据记录等。如果仅靠一个人单独操作，不仅难以完成，而且也很容易忽视某些情况而导致严重错误。因此，许多实验项目都需要以实验小组的形式，由几位同学共同完成。实验时，每一位成员都各司其职，分工配合，才能得到准确的实验结果。

1.1.1 实验课的基本要求

1. 实验前

生理学实验和病理生理学实验往往操作较为复杂，又因为以活的生命体为研究对象，会遇到各种状况。因此，学生需要提前充分预习实验内容，了解实验原理和方法，准备有关理论知识，预测正常实验结果，设想可能出现的各种异常情况，并提前做好预防和准备工作，在有条件的情况下，可提前观看录像。教师示教时，要集中精力，仔细观察，用心揣摩，及时提出问题并解决疑惑。只有做好充分准备，做到心中有数，才能顺利完成实验，避免错误操作。

2. 实验中

应严格遵守实验室的规章制度，规范操作，注意安全，积极动手，仔细、全面地观察实验现象，及时记录，积极思考。实验小组内，要注意组员之间的分工合作和默契。如果发现结果异常，如果时间允许，一般应当重复该项目，不可将错就错。如果遇到异常情况，应当沉着冷静应对，如不能解决，则要及时找老师帮助解决。通过多次的实践锻炼，逐渐培养良好的心理素质和稳定的心态。这一点对于学习临床医学、护理学等专业的同学尤其重要。

3. 实验后

如果是急性实验,要在实验项目完成后及时用适当的方法处死动物,并按要求放置动物尸体。应及时整理实验结果并打印,离开实验室之前要清理实验台面,清点、检查并归还仪器和器械,如有损坏和遗失应及时报告,并填写领料单,及时补齐,以免影响下次(组)实验的顺利进行。各小组按顺序轮流值日。实验课后应尽快整理实验数据,按规范独立完成实验报告。

1.1.2 实验报告的撰写要求

实验报告是对实验过程和结果的忠实记录和总结,是实验教学和科研工作的第一手资料,具有不可取代的重要价值。同时,实验报告也是检查实验成果、衡量实验操作能力和运用理论知识能力的重要依据。设计性实验的实验报告是今后撰写科学研究论文的初始演练。因此,应当认真撰写并提交实验报告,并养成勤于思考、理论联系实际的学习习惯。

验证性、综合性实验与设计性实验的实验报告格式有所不同。前两者一般采用普通报告格式,而自主设计性或探究性实验采用学术论文格式。两种报告基本格式的对比如表1-1所示。

表1-1 实验报告的基本格式

普通报告格式	学术论文格式
实验名称	实验名称
一、实验目的	一、背景(Background)
二、实验材料	二、材料与方法(Materials & Methods)
三、方法与步骤	三、结果(Results)
四、实验结果(附原始记录)	四、讨论(Discussions)
五、分析讨论	五、结论(Conclusions)
六、思考题	六、参考文献(References)

验证性实验和综合性实验项目都已经有完整的实验设计。验证性实验用专门的方法、步骤,单纯验证某一已有的理论,结果完全可以预测。综合性实验则是从多个角度出发,综合运用不同方法来验证,实验结果基本可以预测。但由于有多个因素,实验结果存在复杂性,有时还可能因为实验对象、实验条件等因素有不确定性,需要综合运用几方面的知识来解释。这两类实验的实验目的、实验材料、方法与步骤等内容已经给定,学生只需要按照规范方法操作,按步骤完成,一般就可以得到预期的实验结果。因此,写实验报告时,宜采用普通报告格式,以上这几项内容只需简要地写,而实验结果与分析讨论才是实验工作的真正体现,要详细写。

设计性实验一般需要实验者自主查阅文献,设计实验方案,实验的选题、研究目的、材料与方法等内容也是实验工作的一部分,也需要具体地介绍,因此需采用学术论文的格式来完整地体现。为了尊重他人的知识产权和成果,凡是引用了他人的文献内容,包括他人的结果、观点或是建立的方法,都要求标注出相应的参考文献。培养标注参考文献的习惯不但有利于培养正确的学术道德观,也是实验报告严谨性和科学性的体现。

无论采用上述何种格式,实验结果与结果分析是生理学与病理生理学实验报告的核心内容。另外,是否独立完成、认真书写,格式是否规范也是评价实验报告的重要依据。以下主要就实验结果、分析和讨论的一些基本要求和书写规范做一介绍。

1. 原始记录

手工记录的数值,要以表格或其他适当的格式附在实验结果部分,作为分析讨论的依据。例如测得的动脉血压值,一般按照收缩压/舒张压的格式列表。要注意数据的准确性和完整性,不可随意涂改数据,不要遗漏数据的单位(例如动脉血压单位是 mmHg 或 kPa)。

应恰当截取生理信号采集处理系统记录的图形曲线,使该段曲线中包含关键的实验信息和参数,如时间、度量衡、刺激开始和结束的标记等。若用一张图来反映某种刺激的效应,则截取的数据曲线一般应包括刺激前(正常)、刺激引起的变化以及刺激结束后的恢复过程三个部分。如果需要用一张图来反映某指标较长时间的变化过程(例如动脉血压的变化趋势),可调节扫描速度,这时会损失一部分数据的细节(如动脉血压的心搏波)。此时,具体数据和细节(如刺激前后收缩压和舒张压数值、心率等的对比)可用软件的分析工具测量得到,以表格的形式呈现。

打印生理信号采集处理系统记录的图形时应注意:打印(或生成图像)后再对原始曲线进行测量和统计,以免测量操作产生的线条覆盖打印的记录曲线。如使用电刺激时,应保留刺激器设置框作为实验结果的参考依据之一。此时应注意:不要用刺激器设置框覆盖数据曲线。在裁切数据时,务必完整保留数据区上方的手动刺激标记和下方的电刺激自动标记,否则会令数据不完整,直接影响实验报告的可信度和说服力。

2. 实验结果的表述

实验结果包括原始数据和结果归纳两部分。在如实列出手动记录数据或机器打印的原始数据之后,还应当用规范的生理学术语对原始数据进行描述或归纳。实验结果是得出实验结论的证据,表述一定要准确、具体。例如,"刺激右侧迷走神经引起家兔动脉血压下降(由 105/85mmHg 降至 65/45mmHg)、心率减慢(由 235 次/min 减至 60 次/min)",这样的表述就要比简单地表述为"刺激迷走神经引起血压下降、心率减慢"更完整、具体,更有说服力。

除了定量或定性地进行归纳之外,为了便于比较分析和发现规律,有时还应当按要求对观测的数据列表进行直观的比较。表格一般采用简表或三线表格式,注意数据要准确,单位要正确。分组实验的结果还要进行统计处理,并且正确、规范地表达。例如,计量统计数据以"均值±标准偏差(或标准误差)"的格式来表示;假设检验的概率用 P 值来表示,等等。具体的统计方法因实验而异,统计结果的表示方法可参考医学统计学或生物统计学的书籍或软件。

如果在此基础上用作图软件(如 Excel)进一步作成表格(table)或图表(figure),则能更直观地反映变化趋势,并便于比较。作连线图或柱形图时,通常用横坐标轴表示时间及各种刺激条件,用纵坐标轴表示各种观察和测量的指标。注意:一定要正确标注图表名称、坐标标题、测量指标及单位,以及刺激的类型和强度等关键信息。

3．分析和讨论

在正确表述实验结果的基础上，还应当运用理论知识，对实验结果的原因或机制进行分析。注意：运用理论不等于照抄书本上的理论，或套用从网络上搜索到的信息，应当具体问题具体分析，切不可泛泛而谈，或是张冠李戴。初次做生理学与病理生理学实验，结果往往不完美，会出现异常结果，甚至因实验失败而没有得到结果，这时允许复制他组的数据进行比对，但是也一定要认真分析，找出本组实验失败的原因。

如果是设计性实验的实验报告，还应当对实验结果进行讨论，进而得出结论。讨论重在比较和分析，可以参比他人的结果，但要在实验报告的最末尾标注来源（参考文献）。讨论时可以进行一些推测或引申，但是不可以此作为结论。结论是依据充足的实验结果，严格根据实验目的，对自己的主要结果进行的简要总结归纳。

1.1.3　撰写实验报告注意事项

撰写实验报告时，需注意以下几点：

① 实验报告中应注明实验日期。由小组完成的实验要写明各成员的分工，例如谁负责麻醉，谁负责手术，谁负责仪器操作，谁负责记录数据等。

② 实验报告必须附原始数据，同一实验小组成员共享一组原始实验结果（数据、图表或曲线），但每位同学应当独立进行结果的整理和分析讨论，否则视为抄袭。

③ 以下两种情况可复制他人（或组）的数据：一是参考或引证他人（或组）的数据以供比较；二是本人（或组）实验失败，且时间和条件不允许重做。无论何种情况，复制他人（或组）的数据必须注明来源。

④ 不得随意涂改数据，严禁编造数据。如果数据誊写错误，规范的做法是先用线划去错误的数据，再在旁边补上正确的数据。

⑤ 实验报告要用规范的术语进行表述，避免使用口语。例如，"兔子"为口语，应当避免使用，而用书面语"兔"或"家兔"。

⑥ 书写实验报告应当使用黑色或蓝色字迹的墨水笔，要字迹工整。绘制图表要用铅笔和直尺。生理信号采集处理系统打印的图表要裁切粘贴整齐。打印图表时为了美观和节约纸张，可在保持纵横比例的前提下适当缩小尺寸。图表要整齐地裁切，并用固体胶从背面平整地粘贴于指定位置。

1.2　动物实验的基本方法

动物实验可根据实验进程的长短不同，分为急性（acute）实验和慢性（chronic）实验两大类。

急性动物实验的主要特点有：

① 实验持续时间短，一般在几个小时以内完成操作和观察；

② 实验条件相对简单，容易排除干扰因素；

③ 可对某些生理指标进行直接观察和细致分析；

④ 为了直接观察记录生理指标，往往需要对动物进行大型手术。实验结束后，动物一般难以正常存活，需要处死（有关实验动物的处死方法详见"1.8.3 动物实验常用处死法"的

介绍)。因此,这类实验的操作过程中不需严格控制无菌条件。本教材中,记录家兔动脉血压和呼吸运动等实验,通常需要对动物进行气管插管术、动脉插管术等,并分离和切断迷走神经,属于典型的急性实验。

慢性动物实验的主要特点有:

① 一般采用健康、机体完整无损、清醒的动物,在其机体的内环境相对稳定的状态下进行实验操作和观察;

② 往往需要通过外科手术来安置某些体内探查装置(如电极),或切除、移植某些器官(如腺体)等,待手术后动物清醒或恢复后进行观察记录和样品提取;

③ 实验结果更能反映出完整机体的真实生理过程;

④ 实验过程一般较长,对实验条件的要求较高,例如通常需要无菌操作。

由上可见,慢性手术对条件的要求更高,往往用于科学研究,在实验教学中较少采用。

器官和组织水平的实验,根据实验研究对象(即所要观察研究的器官和组织)是否独立于机体之外,又可分为活体(in vivo)实验和离体(in vitro)实验。活体实验又称在体实验或体内实验;离体实验又称体外实验。例如,本教材中家兔胃肠运动的观察即属于活体实验;蟾蜍神经干动作电位的记录、离体心脏灌流等,由于要将所要观察的器官或组织取出体外,属于离体实验。活体实验的优点在于保存了研究对象与整体之间的结构和功能联系,能反映机体各部分之间的相互作用与影响,从"综合"的角度去观察生命活动;离体实验的优点则在于排除了机体其他部分的影响,用"分析"的手段去观察生命活动,实验因素较单一,较易人为控制条件。值得注意的是,由于离开了生命整体,离体实验得到的结果可能与正常机体的生理机能相差较大。

细胞、分子水平的实验,往往可以解释更深入的内在规律,已经成为生理学发展的必经之路。历年来诺贝尔生理学或医学奖获奖情况,以及发表的生理学研究论文,都反映出研究水平微观化的发展趋势。但是,细胞、分子水平的实验,操作技术通常较为复杂,对实验材料和设备条件的要求一般较高,例如常用到体外培养细胞系,以及某些分子生物学的研究手段等。由于这些实验在一般的教学实验室和教学学时内难以完成,因此在本教材中不做具体介绍。

由上可见,每种实验方法都有其优势,也都存在一定的局限性。在进行实验设计时,需要根据实验室仪器设备条件和技术手段现状,选择最适当可行的方法,以适应特定的研究目的和实验对象。许多时候,为了更全面地揭示生理学规律,往往需要综合使用多种实验方法。

1.3 常用实验动物

所谓实验动物(laboratory animal),是指经人工培育、遗传背景清楚、对其质量实行控制、用于科学试验及产品生产的动物。用这些动物进行实验有很多优势,不仅可以保证实验者的健康安全,也能保证实验结果的可靠性、精确性、均一性、可重复性和可比较性。小鼠和大鼠是最先严格按科学实验要求繁育的实验动物,也是目前最广泛使用的实验动物。此外,其他某些动物,如地鼠、豚鼠、恒河猴等亦已实验动物化。

生理学实验和病理生理学实验的研究对象常为活体实验动物,包括标准的医学实验动物,如大鼠、小鼠、豚鼠、仓鼠、家兔、猴等,有时也用其他动物,如鱼、蛙、蟾蜍、猫、狗、蝙蝠等。需要根据不同的实验目的来选择动物的种类。例如,观察神经细胞兴奋性及兴奋的传导、骨骼肌的收缩活动等,所需实验材料可以相对简单,此时往往采用低等动物作为实验动物;而要研究神经系统的高级功能时,则常选用灵长类动物。

常用实验动物的正常生理指标见表 1-2。

表 1-2　常用实验动物的正常生理指标

生理指标	大鼠	小鼠	豚鼠	家兔
每日进食量/g	9.3～18.7*	2.8～7	14.2～28.4	28.4～85/kg 体重
每日饮水量/ml	20～45*	4～7	85～150	60～140/kg 体重
成体体重/g	♂:300～500 ♀:250～300	♂:25～40 ♀:20～30	♂:500～800 ♀:450～750	♂:4000～6000** ♀:3500～5500**
寿命/年	2～4	1～3	4～8	5～12
动脉血压 (收缩压/舒张压)/kPa	17.2/12.1	15.1/10.8	10.3/6.3	14.7/10.7***
心率/(次/min)	260～600	320～780	200～360	120～300
呼吸频率/(次/min)	66～114	84～230	69～104	38～60
潮气量/ml	0.6～1.25	0.09～0.23	1.0～3.9	19.3～24.6
每日尿量/ml	10～15	1～3	15～75	60～250
产热量/(Cal/h)	15.6*	2.34	21.81	132.6
体温/℃	37.8～38.7	37.7～38.7	38.2～38.9	38.5～39.5

注 * 体重 50g;** 日本大耳白;*** 动物清醒时测量

用实验动物进行实验必须遵守动物实验的操作规程,事先了解动物的生物学特性,穿好工作服。捉持和操作时避免惊吓动物,并注意动物反应。必要时戴专用的手套捉持,操作完成后洗手及消毒。

1.3.1　常用实验动物及其捉持方法

1. 蟾蜍和蛙

蟾蜍(toad)俗称癞蛤蟆,是两栖纲无尾目蟾蜍科动物的总称。我国常见的蟾蜍有中华大蟾蜍、黑眶蟾蜍和花背蟾蜍等。蟾蜍皮肤粗糙,背部皮肤密布皮脂腺,其中最大的一对是位于头侧鼓膜上方的耳后腺。这些腺体分泌的白色毒液,是制作蟾酥的原料。

蛙(frog)是无尾目蛙科的总称。我国常见的蛙类有黑斑蛙、虎纹蛙等。蛙的皮肤较光滑、湿润,也有腺体。

由于身体结构和生物学特性相似,在生理学实验中常将蟾蜍和蛙统称为蛙类。蛙类的内脏解剖结构如图 1-1 所示。

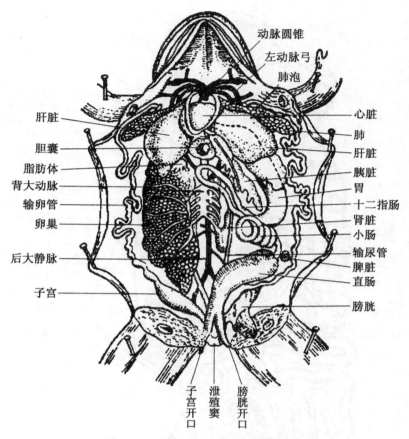

图 1-1 蛙类的内脏解剖结构示意图

蛙类成体采用肺呼吸和颊咽呼吸,冬眠和潜水时采用皮肤呼吸。蛙类的心脏在离体情况下仍能有节奏地搏动很久,故常用来研究心脏的生理、药物对心脏的作用。蛙类后肢的神经肌肉发达,坐骨神经干和坐骨神经-腓肠肌标本常用来观察外周神经的生理功能和骨骼肌的收缩。用蛙类还可以进行脊髓休克观察、脊髓反射与反射弧分析、肠系膜或蹼血管微循环观察等实验。

实验时通常以左手握持蛙体,用食指和中指夹住一侧前肢,用拇指压住另一前肢,将下肢拉直,固定于无名指及小指之间(图 1-2)。在捉持蟾蜍时,切勿挤压其两侧耳部凸起之毒腺(耳后腺),以免毒液射进眼中。实验操作时,可用一块纱布覆盖耳后腺。

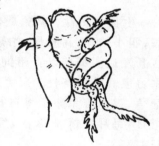

图 1-2 蛙的捉持法

2. 家兔

家兔(rabbit,*Oryctolagus cuniculus*)是由原产于地中海地区的野生穴兔经驯养选育而成的,属哺乳纲兔形目兔科穴兔属穴兔种。常用于实验的品种、品系有新西兰兔、大耳白兔、青紫蓝兔等。其中,大耳白兔和新西兰兔均为白化品系。由于体形适中,家兔是国内生理学与病理生理学实验教学最常用的哺乳动物。家兔的内脏解剖结构如图 1-3 所示。

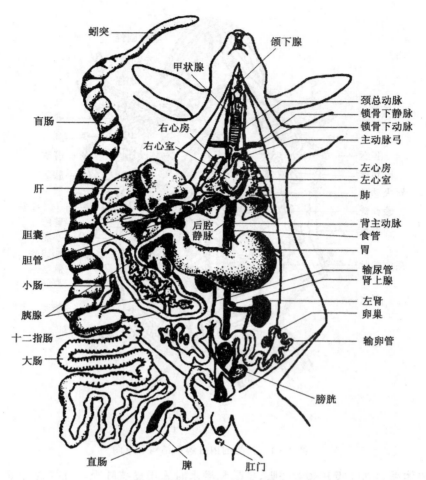

蚓突
颌下腺
甲状腺
颈总动脉
锁骨下静脉
锁骨下动脉
盲肠
右心房
右心室
主动脉弓
左心房
左心室
肺
肝
背主动脉
食管
胃
后腔静脉
胆囊
胆管
输尿管
肾上腺
小肠
左肾
卵巢
胰腺
十二指肠
输卵管
大肠
膀胱
直肠
脾
肛门

图 1-3　家兔(雌性)的内脏解剖示意图

　　生物学特性:家兔是夜行性动物,夜间活动量大,而白天多闭目假眠或处于休息状态;胆小怕惊,喜独居,怕热、怕潮,喜干燥、清洁环境。采食特性:家兔是草食性动物,盲肠发达。饲养以青粗饲料为主,适当搭配精饲料。家兔与啮齿类动物都有磨牙和啃木习惯。繁殖特性:家兔属于刺激性排卵动物。雌兔只有经雄兔交配刺激后才能排卵怀孕,否则雌兔卵子将自行吸收。一般情况下,兔约 4～6 个月性成熟,适配月龄 6～8 个月,每月发情2～3 次,发情周期 8～15 天,妊娠期 30 天,哺乳期 45 天,平均一窝产 8 只左右。

　　家兔听觉和嗅觉都十分灵敏,胆小怕惊。解剖学上,家兔颈部有降压神经独立分支,属于传入神经,适合做急性心血管实验。家兔为刺激性排卵动物,卵巢表面变化典型,常用于生殖生理和胚胎学研究。

　　家兔较易驯服,一般不会咬人,但家兔的脚爪锐利,若不小心或捉持方法不当,易被其抓伤。正确的提兔方法是,一手抓住背部皮肤,轻轻将兔提起,另一手托起臀部(图 1-4d、e),或将其置于固定箱内。

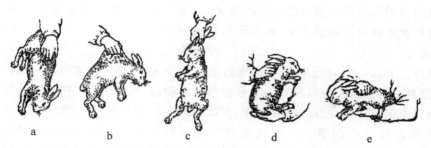

图 1-4　家兔的捉持法（a、b、c 为错误捉持法，d、e 为正确捉持法）

3. 小鼠

小鼠（mouse，*Mus musculus*）是从野生小家鼠经长期人工选择培育而成的标准实验动物。常见的多为白化品系，又称为小白鼠（albino mouse）。小鼠属啮齿目鼠科鼷鼠属小家鼠种。小鼠是当今世界上研究最详尽的哺乳类实验动物，在各研究领域广泛使用，用量最大，用途最多。

常用近交品系（inbred strain）有 BALB/c 小鼠、C57BL 小鼠等。常用封闭群（closed colony）或远交群（outbred stock）品系有：① KM 小鼠：即昆明小鼠，在我国一直是生产量、使用量最大的远交群小鼠，被广泛应用。其特点是抗病力和适应力很强，繁殖率和成活率高。② ICR 小鼠：起源于美国 Hauschka 研究所饲养的瑞士小鼠，后美国癌症研究所（Institute of Cancer Research，ICR）分送各国饲养实验，因此称为 ICR 小鼠。其适应性强，体格健壮，繁殖力强，生长速度快，实验重复性较好，广泛应用。③ NIH 小鼠：由美国国立卫生研究院（National Institutes of Health，NIH）培育而成，繁殖力强。

生物学特性：小鼠是小型的哺乳动物，生长发育较快。新生仔鼠 1.5g 左右，45 天体重达 18g 以上。习性：小鼠性情温顺，易于捕捉，胆小怕惊，对外来刺激敏感，喜居光线暗淡的环境。习惯于昼伏夜动，一昼夜活动高峰有两次，一次在傍晚后 1~2h 内，另一次为黎明前。采食特性：小鼠为杂食性动物，门齿生长较快，需常啃咬坚硬食物，有随时采食的习惯。繁殖特性：小鼠成熟早，繁殖力强，寿命 1~3 年。新生仔鼠周身无毛，通体肉红，两眼不睁，两耳粘贴在皮肤上。一周开始爬行，12 天睁眼，雌鼠 35~50 日龄性成熟，配种一般适宜在 65~90 日龄，妊娠期 19~21 天，每胎产仔 8~12 只。群居特性：小鼠为群居动物，群养时雌雄要分开，雄鼠群体间好斗。温湿度要求：小鼠对温湿很敏感，一般以温度 18~22℃，相对湿度 50%~60% 最佳。

小鼠的捉持方法较为简单，可用双手法或单手法。初学者可用双手法（图 1-5），用右手提起鼠尾，放在粗糙物（如鼠笼）上面，轻向后拉其尾部，用左手拇指和食指捏住其头部皮肤及双耳，将小鼠固定在掌中，使其腹部朝上，然后以第四指和小指夹住鼠尾。腾出的右手

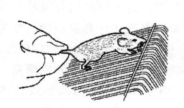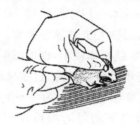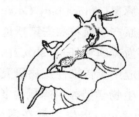

图 1-5　小鼠的捉持法

可进行腹腔注射等操作。捉持熟练后可用单手(左手)捉持,先用无名指和小指夹其尾部,再迅速用拇指和食指夹其头部皮肤,将其固定在掌中。

4. 大鼠

大鼠(rat,*Rattus norvegicus*)又称大白鼠(albino rat),是由褐家鼠的白化种人工培育而成,属啮齿目鼠科家鼠属褐家鼠种。大鼠作为实验动物,在使用量上仅次于小鼠,位居第二。

常用品系有:① Sprague-Dawley(SD)大鼠:生长快,繁育性能好,大多用于安全性试验及营养与生长发育有关的研究。该品系对性激素敏感,对呼吸道疾病有较强的抵抗力。② Wistar大鼠:既有近交系,也有远交群。其被毛呈白色,特征为头部较宽,耳朵较长,尾的长度小于身长。其性情温顺,性周期稳定,生长发育快,乳腺癌发病率很低,对传染病抵抗力强。③ Fisher 344(F344)大鼠:属近交系大鼠,其被毛呈白色。平均寿命2～3年,血清胰岛素含量低。

大鼠在生理学研究中有多种用途。大鼠垂体-肾上腺系统发达,垂体摘除比较容易,可用来进行肾上腺、垂体和卵巢等内分泌研究。利用大鼠对新环境易适应、有探索性、易训练、对惩罚和暗示敏感的特性可进行行为学和高级神经活动的研究。大鼠无胆囊,但胆总管较大,可用胆总管插管收集胆汁,研究消化功能。

生物学特性:大鼠的生长发育很快,新生大鼠体重约5～6g,45天体重可达180g以上,成体雄性大鼠体重可达500g,雌性可300g。习性:大鼠喜啃咬,白天常挤在一起休息,夜间活动,晚上活动量大。采食特性:采食量大,食性较杂,以谷物为主兼食肉类。对光照、噪音敏感。繁殖特性:大鼠2月龄性成熟,性周期4～5天,妊娠期为19～21天,哺乳期为21天,每胎产仔平均8只。可根据阴道涂片观察性周期中阴道上皮变化,判断性周期中各个时期中卵巢、子宫与垂体激素变化的状态。

大鼠的捉持方法基本同小鼠。如图1-6所示,将大鼠放在粗糙面上,右手轻拉其尾,左手中指和拇指放到大鼠左右前肢腋下,食指放入颈部,使大鼠伸开两前肢,将其握住。对于凶悍的大鼠,可先用一块厚布包裹后再捉持。必要时需戴真皮手套进行捉持。

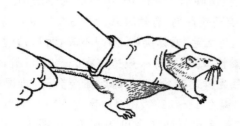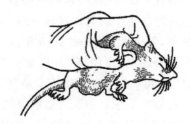

图1-6 大鼠的捉持法

5. 豚鼠

豚鼠(guinea pig,*Cavia porcellus*)俗称荷兰猪,天竺鼠,属啮齿目豚鼠属豚鼠种。豚鼠的祖先原产于南美洲安第斯地区,后被人工驯养和繁育。1780年首次用于热原试验。常用品种品系为英国种(English)。由于豚鼠个体较小,性情温顺,体质对细菌、病毒和药物比较敏感,因此被应用于传染性疾病研究、药物敏感性试验、过敏反应和免疫变态反应等方面的研究。

生物学特性:豚鼠生长发育很快,寿命为4～8年。出生体重50～150g,离乳体重达150～200g,出生之后在两个月内平均每天增重4～5g。两个月龄时,平均体重可达300～400g;五个月龄时,达到成熟期,雄鼠体重可达750g,雌鼠体重可达700g;到15月龄时,雄鼠体重可达 1000g，雌鼠体重可达 850g。成体体长一般在 22～34cm 之间。习性：豚鼠性情温顺，胆小怕惊，喜群居，对周围环境变化敏感，常发出吱吱声，嗅、听觉很发达，喜干燥清洁的生活环境。繁殖特性：豚鼠一般 5～6 月龄达性成熟，性周期 16.5 天，妊娠期平均 68 天，哺乳期 21 天，每胎平均产仔 3 只。采食特性：豚鼠属草食性动物，咀嚼肌发达，盲肠占腹腔容积的 1/3，喜食纤维素较多的禾本科嫩草和配制的饮料，日夜自由采食，豚鼠体内不能合成维生素 C，必须在饲料中添加，每日每 100g 体重需 4～5mg，妊娠期、哺乳期则需添加更多。

豚鼠性温和，不咬人，容易捉持。豚鼠的捉持法如图 1-7 所示，以拇指和中指从豚鼠背部伸到腋下，另一只手放在臀部，托起即可。

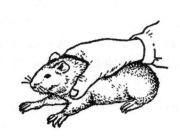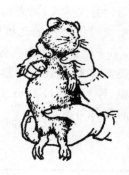

图 1-7 豚鼠的捉持法

1.3.2 实验动物福利与伦理

动物实验必然要使用实验动物。近几十年来，在生物医学领域利用动物实验取得越来越多令人瞩目的成就的同时，要求保护实验动物基本福利和权利的呼声也越来越高。动物的基本福利主要包括保证动物自由饮食和自由活动，不受实验之外的痛苦，免受精神创伤，保持动物天性等。动物实验则应当尊重生命，科学、合理、仁道地使用动物，尽量减少动物的使用量，通过改善条件，尽量减少给动物带来的与实验无关的痛苦和紧张。动物福利与保护工作在我国起步较晚，但近几年来越来越受到国内生物医学界的重视。

在动物实验中，也应当逐步树立有关动物福利与伦理的正确观念。具体来说，在实验前应充分预习和准备，保证实验操作的正确性，尽量顺利地完成实验操作，避免实验动物被麻醉过深或者手术中大失血、失体温等事故的发生。另一方面，应当在每一个操作细节上体现对生命的关护，例如，捉持动物手法要轻柔敏捷，用抚摸来减少动物的紧张感；手术务必在动物麻醉的情况下进行，实验完成后尽快用过度麻醉等"安乐死"的方式处死动物，等等。在保证教学效果的情况下，尽量利用虚拟实验、多媒体、模型教具等其他方式来替代活体动物实验，减少不必要的动物使用，这也是实验教学的一种发展趋势。

1.4 实验室常用溶液

1.4.1 常用生理盐溶液

生理盐溶液为代体液，用于维持离体组织、器官及细胞的正常生命活动。它必须具备下列条件：① 与相应的细胞外液等渗；② 与细胞外液的 pH 相同，并具有缓冲能力；③ 含有组织、器官维持正常机能所必需的、含量适宜的无机盐离子；④ 含有氧气和营养物质（如葡萄糖）。

动物的种类不同，体液的组成各异，渗透压也不一样。因此，生理盐溶液用作不同动物的代体液，在组成成分上要相应有所区别。例如，两栖类动物体液的渗透压大约相当于 0.65% NaCl 溶液的渗透压，哺乳类动物体液的渗透压则约相当于 0.9% NaCl 溶液的渗透压。不同的动物，以及同种动物的不同组织，对氧气和葡萄糖等营养物质的需要也有差异。如两栖类动物的代谢水平低，其器官、组织对氧气和营养物质的需要程度明显低于哺乳动物。同一种动物的代体液，如果用于某些代谢率较高的器官或组织，应当适当多添加葡萄糖。

本教材中涉及的几种生理盐溶液及其配方见表 1-3。其中，Ringer 液（任氏液）又称林格液，用于两栖类动物离体器官组织实验，如蛙心灌流；Locke 液（乐氏液）又称洛克液，用于哺乳类离体器官组织实验；Tyrode 液（台氏液）又称蒂罗德液，专门用于哺乳动物的离体小肠实验；K-H 液（Krebs-Henseleit 液）又称克-亨氏液，供某些哺乳类离体肝脏、心脏和气管平滑肌等体外灌流用。

表 1-3　常用生理盐溶液的配方

单位：g

成分	Ringer 液	Locke 液	Tyrode 液	K-H 液	两栖动物 生理盐水	哺乳动物 生理盐水
NaCl	6.5	9.0	8.0	6.9	6.5	9.0
KCl	0.14	0.42	0.2	0.35		
NaHCO$_3$	0.2	0.2	1.0	2.1		
NaH$_2$PO$_4$	0.01	0.05	0.05	0.16		
MgCl$_2$	0	0	0.1			
MgSO$_4$				0.14		
CaCl$_2$	0.12	0.24	0.2	0.37		
D-葡萄糖	0	1.0	1.0	2.0		
加蒸馏水至	1000ml	1000ml	1000ml	1000ml	1000ml	1000ml

配制上述溶液时，可按表 1-3 所示用天平称取各种溶质，然后将其溶解于蒸馏水中。生理盐溶液不宜久置，一般临用时才配制。任氏液、乐氏液和台氏液，如果需要经常使用，为免去繁琐的称量步骤，也可一次性配好各种物质的浓溶液（也称原液、基础液）冷藏贮存，用前按比例吸取一定容积的各成分母液（表 1-4），然后按各成分的分量混合之。

表 1-4　常用生理盐溶液的配制步骤

成分	浓度	Ringer 液	Locke 液	Tyrode 液
NaCl	20%	32.5ml	45.0ml	40.0ml
KCl	10%	1.4ml	4.2ml	2.0ml
CaCl$_2$	10%	1.2ml	2.4ml	2.0ml

续　表

成分	浓度	Ringer 液	Locke 液	Tyrode 液
NaH_2PO_4	1%	1.0ml	5.0ml	5.0ml
$MgCl_2$	5%			2.0ml
$NaHCO_3$	5%	4.0ml	4.0ml	20.0ml
葡萄糖			1.0~2.5g	1.0g
加蒸馏水至		1000ml	1000ml	1000ml

配制时的注意事项有：

① $CaCl_2$溶液应在其他基础溶液混合并加蒸馏水稀释之后，一边搅拌一边逐滴加入，以免生成钙盐沉淀。② 应当用新鲜的蒸馏水配制，如蒸馏水贮藏过久，配制前须将其煮沸，促使溶解于其中的 CO_2 逸出。③ 葡萄糖应在临用时再加入，已加入葡萄糖的溶液不能久置，应尽快使用。

1.4.2　常用抗凝剂

1. 肝素

肝素(heparin)是由 D-β-葡糖醛酸(或 L-α-艾杜糖醛酸)和 N-乙酰氨基葡糖形成的重复二糖单位组成的多糖，是一种很强的抗凝剂，在体内、体外均有抗凝作用。进行动物循环系统的实验或手术操作时，肝素常用作全身抗凝剂。使用肝素抗凝的过程称为肝素化(heparinization)。

肝素制剂通常为肝素钠冻干粉或肝素钠注射液。肝素属于生物制品，因为组织来源与提取工艺等的不同，其抗凝活性的强弱有很大差异，因此很难准确用质量来反映其活性。国际通用的是用"效价"表示，效价单位是国际单位(IU，简称 U)。如肝素钠注射液每支安瓿为 12500U/ml，使用前常用生理盐水稀释至 1000U/ml。肝素钠冻干粉常配成 1%的生理盐水溶液使用。根据经验，全身肝素化时，肝素钠的有效剂量一般为 10~20U/ml。用于兔全身抗凝时，一般 1kg 体重静脉注射 1ml，即 1000U。

使用肝素钠冻干粉时，习惯上也可按照肝素钠冻干粉的质量来粗略代表肝素的用量。例如，肝素钠每 1mg 能在体外抗凝约 5~10ml 血液。兔全身肝素化(全身抗凝)时使用的肝素剂量约为 10mg/kg 体重。但是要注意，只要有标示效价，就应该按照效价来计算肝素用量。如果必须要用质量来表示肝素用量，一定要考虑到肝素纯度、储存时间等因素。例如，《中国药典》中对肝素钠的质量标准在不断提高，1995 年为≥100U/mg，2010 年提高到≥170U/mg。可见，用质量来表示肝素用量是很不准确的。

2. 枸橼酸钠

枸橼酸钠(sodium citrate)又称柠檬酸钠，用于体外抗凝，特别是用作供输血用的血液抗凝剂。其抗凝机制是与血液中的钙形成难以解离的可溶性复合物而抗凝。枸橼酸钠抗凝作用比肝素弱，且碱性较强，这限制了其应用。常配成 3%~5%的水溶液使用；也可直接使用粉剂，3~5mg 可抗凝 1ml 血液。生理学实验常配制 5%~10%的水溶液，用于红细胞沉降速度测定等实验。注意：枸橼酸钠只能用作体外抗凝，如果大量进入体内，会引起血钙过低，导致休克("枸橼酸钠休克")。

3. 草酸钾

草酸钾(potassium oxalate monohydrate)用于体外抗凝,抗凝机制与枸橼酸钠相似。1～2mg草酸钾可抗凝 1ml 血液。如配成 10％水溶液,每管加 0.1ml,可使 5～10ml 血液不凝固。

1.5 实验室常用器械和设备

1.5.1 手术器械

手术器械是施行手术的必需工具。用于外科手术的器械,种类、样式很多,其中有一些是动物实验的手术所必须使用的基本器械。要顺利进行动物手术,必须正确和熟练地掌握这些器械的使用方法。另外需注意:为了安全和操作方便,手术过程中传递器械时应当将把柄递给对方。

动物实验中多数手术器械为临床外科手术器械。常用的手术器械如图1－8所示。

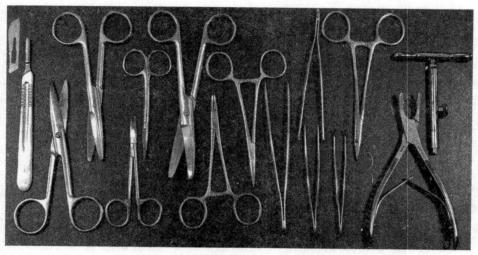

图 1－8　动物实验常用手术器械

1. 手术刀

由刀柄与可拆卸的刀片组装而成,刀片在污染或用钝后时可随时更换。手术刀用于切开皮肤和切割脏器,刀柄还可用于钝性分离。使用手术刀的关键在于稳重而精确的动作。一般用止血钳安装和取下刀片(图 1－9)。其执法视切口大小、位置等不同而有指压式(又称琴弓式或执弓式)、抓持式(又称提刀式)、执笔式及反挑式(又称外向执笔式)等(图 1－10)。指压式为最常用的一种执刀方法,发挥腕和手指的力量,多用于腹部皮肤切开及切断钳夹的组织。抓持式用于切割范围较广、用力较大的坚硬组织,如筋腱、坏死组织、慢性增生组织等,用力靠手腕。执笔式用于切割短小切口,用力轻柔而操作精细,如分离血管和神经以及切开腹膜小口等,动作和用力主要靠手指。反挑式的手法是刀刃由内向外挑开,以避免深部组织或器官损伤,如腹膜切开或挑开狭窄的腱鞘等。

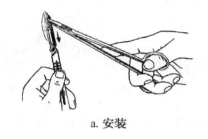
a. 安装

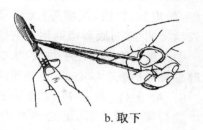
b. 取下

图1-9 手术刀片的安装和拆卸法

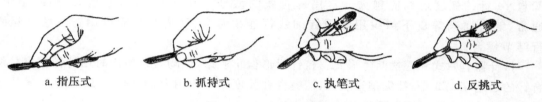

a. 指压式   b. 抓持式   c. 执笔式   d. 反挑式

图1-10 手术刀的执法

2. 手术剪（外科剪、组织剪）

有长短、尖头钝头、直弯之分。弯剪多用于深部组织的分离，手和剪刀柄不致妨碍视线。

外科剪常用来剪皮肤、皮下组织，筋膜和肌肉等软组织，或者分离无血管的组织、系膜、网膜等。为保护娇嫩的内脏不受损害，剪开腹膜常用钝头剪（专称腹膜剪）。急性实验中也用来剪开皮肤等，但不可剪毛、剪骨。小型手术剪又称眼科剪，用于剪神经、血管和输尿管等软组织，一般不可用于剪皮肤。手术剪执法均为拇指和无名指分别插入两个柄环内，但不宜过深，食指自然地压在剪轴处，其余二指护在剪柄相应部位，以协助掌握方向和用力（图1-11）。

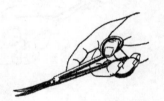
图1-11 手术剪的执法

3. 剪毛剪（毛剪）

剪毛剪与弯剪类似，只是尖部平钝。用于术部被毛的剪除。执法与手术剪相同。剪毛时，剪毛剪自然落下，逆毛方向一次次将毛剪下。加力下压或一手提起被毛，均易剪破皮肤。剪下的毛应集中放入加有清水的污物盒内，避免到处飞扬。在兔耳缘静脉注射或鼠尾静脉注射时常用拔毛法。慢性手术中，还常用剃毛法或硫化钠等化学药品脱毛法，除毛较彻底。

4. 止血钳（血管钳）

止血钳有弯直、长短、有齿无齿之分。其作用一是尽量少地夹住出血的血管或出血点，以达到止血目的；二是用于提起皮肤，分离皮下组织，牵引缝线等。蚊式止血钳较小，适于分离小血管和神经周围的结缔组织，也可用于分离组织，牵引缝线，协助拔针等。止血钳是动物手术中钝性分离时最常用的器械。执止血钳的正确手法基本上与执剪法相似。但止血钳柄环间有齿，可咬合锁住，松开时左右手的操作不同。

5. 手术镊

大小不一，分为有齿镊（外科镊）、无齿镊（解剖镊）等，还有直头、弯头之分。用于夹持和提起组织,便于剥离、剪断和缝合。有齿镊常用于夹持较坚韧的组织,如皮肤、筋膜、肌腱等;无齿镊用于夹持黏膜、血管和神经等较脆嫩的组织;眼科镊则用于夹镊小血管和神经等。

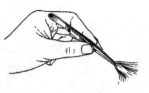

图1-12　手术镊的执法

手术操作中多用左手执镊,执法常用执笔式(图1-12)。执镊时忌将镊柄握于掌心,以免妨碍操作的灵活性。

6. 缝合针、缝合线和持针器

缝合需要缝合针、缝合线和持针器。缝合针的种类和型号繁多。直针一般用于内脏缝合,特别适用于胃肠、子宫、膀胱的缝合,可用手直接操作,动作快而敏捷,需要较大的操作空间。弯针有一定的弧度,多需借助持针钳,以缝合深部组织,部位愈深,空间愈小,针的弧度也相应越大。常用缝合线的型号有0～10#,型号越大,则线越粗。通常,缝合肌肉等皮下组织用弯圆针细线行连续缝合;而皮肤组织则用弯三棱针粗线行结节缝合。

持针器有钳式和握式两种形式。持针钳形似止血钳,但吻短。使用时用持针钳夹持缝合针的近尾端1/3处,针尖垂直刺入,按缝合针弧度和方向用力,如图1-13所示。常用于手术刀口的缝合或做膀胱插管时的缝合。

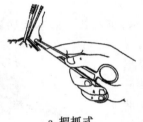

a. 把抓式

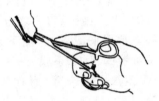

b. 指扣式

图1-13　持针钳的执法

7. 骨钳和颅骨钻

骨钳用于打开颅腔和骨髓腔时咬切骨质。颅骨钻则用于开颅钻孔。骨钳的执法与手术剪类似。在动物的开颅手术中,可先用颅骨钻开孔,然后沿着开孔的边缘用骨钳一点点咬切去除周围骨质,逐步打开颅腔。

8. 注射器和注射器针头

过去在动物实验中常用可重复使用的玻璃注射器,近年来,一次性塑料注射器也逐渐普及。注射器有容量为0.1～100ml的不同规格,动物实验教学中常用的有1ml、5ml、10ml和50ml等几种规格。注射器针头也有多种型号,可用于不同用途。例如,家兔静脉注射常用6#针头;小鼠尾静脉注射常用4#针头;向麦氏浴槽中加药时可用16#长针头。实验中应根据注射溶液量的多少,选用合适容量的注射器和适当型号的针头。用注射器抽取药液之前应先将活塞推到底,排尽针筒内的空气,安装针头,使注射器针头的斜面与注射器容量刻度标尺都向上,再用镊子或止血钳旋紧针头。注射器的常见握持方法有平握法和执笔法(图1-14)。

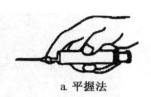

a. 平握法

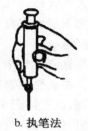

b. 执笔法

图 1-14 注射器的握持法

1.5.2 动物实验专用器械

除上述常用的外科手术器械之外,动物实验中还会用到一些动物实验专用的器械。有一些类似外科手术器械,但是小型化、简易化,外观和材料也有一定区别;另一些是专门为动物实验设计的。

1. 小动物手术台[1]

其如图 1-15 所示,专为小动物手术设计。可配有恒温装置,以维持麻醉动物体温,例如可利用保温水箱和循环水恒温装置配合维持恒温。

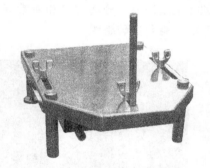

图 1-15 小动物手术台

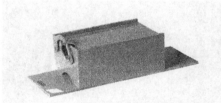

图 1-16 兔固定箱

2. 兔固定箱

为一开口的长形木箱(图 1-16),限制家兔的躯体运动,但是头部露出箱外。专用于家兔耳缘静脉注射、灌胃操作、瞳孔检查等目的。

3. 小鼠、大鼠束缚器

通常为一透明塑料圆桶,头端或尾端可活动,留有排汗孔(图 1-17)。用于对大鼠、小鼠等进行限制和束缚,以进行尾静脉注射、采血等操作。

4. 气管插管

通常为一 Y 形管(图 1-18),用玻璃、金属或塑料等材料制成,根据动物大小不同而有不同口径。在动物实验中常在急

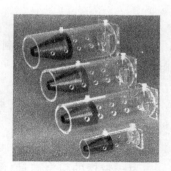

图 1-17 大鼠、小鼠束缚器

---

[1] 1~8 种器械主要用于哺乳类动物的实验。

性实验时插入气管,以保证动物呼吸道通畅。使用前应检查管口是否完整光滑,以免插管时割破气管黏膜下层血管而引起出血。

5. 动脉插管

为一尖端渐细的弯管(图 1-18),可根据情况用不同材料制成。在急性动物实验时细端插入动脉,另一端接压力换能器,以直接记录动脉血压(直接测压法)。为避免管内凝血,使用前应肝素化。

6. 静脉插管

为一较软的弯管。细端插入静脉后固定,用于放血、注射药物;也可在另一端接压力换能器,用于记录静脉血压或心房内压等。为避免凝血,使用前应肝素化。

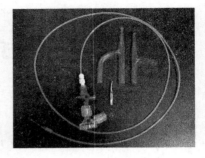

图 1-18 气管插管、动脉插管和动脉夹

7. 动脉夹

有各种规格,用于夹闭动脉,以暂时阻断动脉血流。小动物的血管比较脆弱,因此使用前可在动脉夹上套塑料软管,减少对动脉血管的损伤。注意:动脉夹是用来在手术过程中暂时阻断血流的,应避免长时间用其夹闭血管。其如图 1-18 所示。

8. 玻璃分针

用普通玻棒专门烧制而成(图 1-19),一端弯曲且渐细,用于分离神经和血管等较脆弱的组织。注意:一旦细端破损,则不能继续使用,否则可能会切破组织。

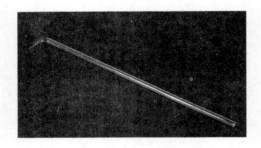

图 1-19 玻璃分针

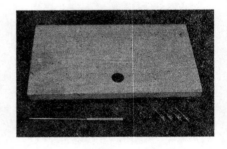

图 1-20 蛙板、蛙钉、蛙心夹和金属探针

9. 蛙板和蛙钉[1]

蛙板可用软木或蜡板制成,配合蛙钉使用,专门用于固定蛙类动物,以便进行实验操作。蛙板和蛙钉见图 1-20。

10. 蛙心夹

使用时一端夹住蛙心,另一端借助缚线连于换能器,以进行心脏舒缩活动的描记。蛙心夹见图 1-20。

11. 金属探针

为一带柄的粗金属针(图 1-20),专门用于捣毁蛙或蟾蜍的脑和脊髓。

---

[1] 9～13 种器械常用于两栖类动物的实验。

12. 锌铜弓

用于对神经-肌肉标本施加刺激,以检查其有无兴奋性。锌铜弓如图 1-21 所示。

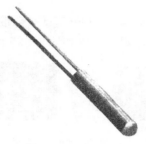

图 1-21　锌铜弓

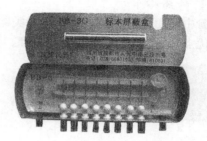

图 1-22　神经-肌肉标本盒

13. 神经干标本盒和神经-肌肉标本盒

内置测量电极和刺激电极,有电极固定和电极可移动两种型号。标本屏蔽盒将神经屏蔽盒和肌槽合二为一,槽内加生理盐溶液,可用于神经干动作电位实验、肌肉收缩实验。神经-肌肉标本盒如图 1-22 所示。

14. 铁架台

生理学实验室内有各种专用的铁架台。其作为支架一般需要与各种夹持装置(如微调位移固定器、双凹夹等)配合使用,如图 1-23 所示。有的铁架台还与手术台一体化。

15. 微调位移固定器

与铁架台配合使用,用于对张力换能器的高度进行连续的精细调节,一方面可以调节肌肉前负荷,另一方面也有利于保护换能器。

16. 双凹夹

有普通双凹夹和万向双凹夹之分,可根据需要选择使用,配合铁架台方便固定换能器等。其中,万向双凹夹可在 360°范围内进行方向调节,配合滑轮装置,可灵活记录各个方向的肌肉收缩活动。

17. 移液器

又称移液枪。有各种型号规格,使用时需配合各种容量的一次性移液枪头使用。普通移液器及所配移液枪头如图 1-24 所示。生理学与病理生理学

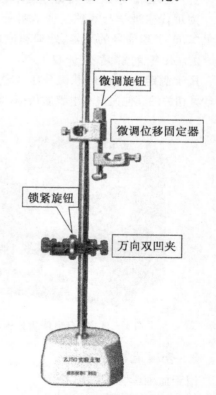

图 1-23　铁架台、微调位移固定器及双凹夹

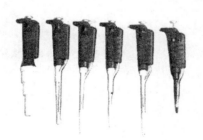

图 1-24　普通移液器及移液枪头

实验中主要用于药物溶液、血液等的移取。功能与化学实验中常用的移液管类似,但单手即可操作,方便、安全,无需清洗。

18. 塑料离心管

在实验中常用于盛放药品试剂或各类组织样品(含血样)。由于其具有自带盖、耐冷冻、不破碎等优点,已经逐渐取代了许多试管。各种型号的塑料离心管如图 1-25 所示。

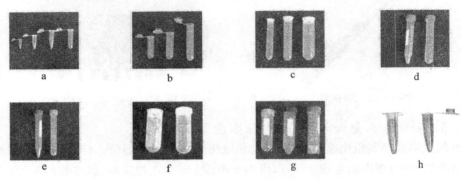

图 1-25　各种型号的塑料离心管

1.5.3　实验室常用设备

1. 生理信号采集处理系统

为现代生理学与病理生理学实验必备的多功能设备,需配合电脑和专用外部设备使用,详见"1.9 生理信号的采集、处理和记录"的介绍。

2. 血气电解质分析仪

用于测定血液 pH 值、氧分压、CO_2 分压、Na^+ 浓度、K^+ 浓度、Cl^- 浓度、Ca^{2+} 浓度等指标,并可计算相关的其他血气和电解质指标,常用于病理生理学方面的实验检查。其构造见图 1-26。

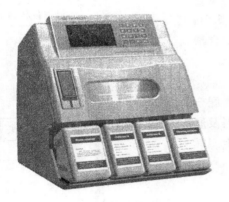

图 1-26　血气电解质分析仪

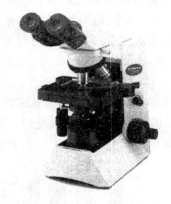

图 1-27　体视显微镜

3. 普通光学显微镜

用于血液学标本的镜检。

4. 体视显微镜

又称解剖镜,为动物微细手术操作常用的辅助设备。其构造见图 1-27。

5. 离体肠管恒温浴槽

由双层玻璃麦氏浴槽、循环水恒温装置以及供氧装置配合使用,用于哺乳动物离体小肠、子宫平滑肌等实验中标本的孵育。其构造见图1-28。

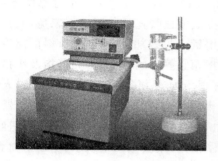

图1-28 离体肠管恒温浴槽

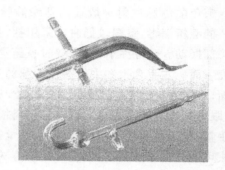

图1-29 离体蛙心灌流器

6. 离体心脏灌流设备

常用的有离体蛙心灌流器和Langendorff离体心脏灌流器。后者专门用于小动物(如大鼠、豚鼠等)心脏的体外灌流,配合换能器使用,可记录体外心脏的收缩活动、冠脉流量等指标。离体蛙心灌流器见图1-29。

7. 双极电凝镊

由双瓣镊体和电极座组成。使用时通过双极电凝镊的两个尖端向组织提供高频电能,使双极镊的两端之间的血管脱水而凝固,达到止血的目的。由于它的作用范围只限于镊的两端之间,因此对相邻组织的损伤程度和影响范围很小,相当安全。双极电凝镊的构造见图1-30。

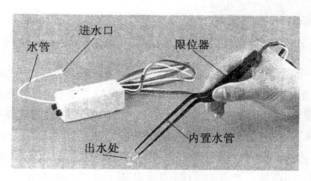

图1-30 双极电凝镊

1.6 动物实验常用给药法

1.6.1 常用给药途径

1. 静脉注射

静脉(intravenous, iv)注射给药的优点有:① 药物直接进入血液循环,因此起效迅速;

② 通过体表的静脉给药,肉眼观察即可判断给药情况;③ 相比其他给药途径,对于注射容量的限制较宽松。因此,静脉注射给药是动物实验中一种最常用的给药途径。不同动物的身体结构不同,因此选择注射的静脉部位也不同。

家兔的静脉注射一般选用耳缘静脉注射(图 1-31)。具体方法为:注射部位除毛,用75%的酒精消毒,室温较低时可采用揉、弹、加热等办法使血管充盈。固定好家兔,尤其应防止头部摆动。吸好注射液(麻醉时吸药量应比参考用量多一些)的注射器针口斜面向注射器刻度一面。左手食指和中指夹住静脉的近心端,拇指绷紧静脉的远心端,无名指及小指垫在下面;右手持注射器,食指护在针头处,从耳尖向耳根沿血管方向水平刺入皮肤,进入血管(肉眼可见且进针阻力小),移动左手拇指于针头上以固定,放开左手食、中指。注射器交由左手掌把握,右手轻推注射器活塞,感觉通畅且见血管内由红变白,则为正确。若推进吃力,针头可能在血管外,重新调整深浅等再试。切不可硬推,否则会导致组织水肿,压迫血管,将使注射更加困难。注射时勿打进气泡,推进速度视药品种类而定,麻醉药一般应缓慢推注。注射完毕,抽出针头,用干棉花压迫穿刺部位几分钟以止血。

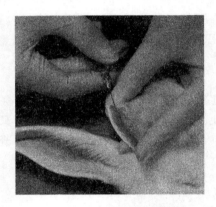

图 1-31　家兔的耳缘静脉注射

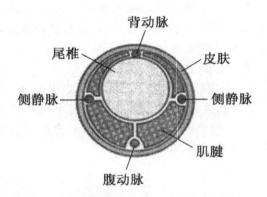

图 1-32　大鼠尾部主要血管的分布示意图

对小鼠或大鼠一般用尾静脉注射。鼠尾明显可见四条血管,上下两条为动脉,左右两侧为静脉(图 1-32)。注射时,先将动物固定在束缚器内或扣在烧杯中,使尾巴露出(图 1-33)。可用 45~50℃ 的温水浸泡尾部半分钟,也可用 70%~75% 酒精棉球擦拭尾部或灯烤尾部。待血管扩张后或小鼠出现甩尾时取出小鼠尾部,擦干消毒,在距末端 1/4~1/3 处用左手三指捏住尾巴,右手持注射器,针头与静脉接近平行(小于 30°),缓慢进针,以左手拇指、食指将针头与鼠尾一起固定,试注入少许药液。如果注射部位皮肤不发白,并感觉进药阻力不大时,表示针头刺入静脉,否则应向鼠尾根都上移,进行再次穿刺。最好一次刺入成功,否则会因药液外渗引起水肿,以及血管被刺伤后引起痉挛等,使第二次穿刺和注射更难。注射完毕后把尾部向注射侧弯曲以止血,或拔出针头后随即以左手拇指按压注射部位,以防止药液及血液流出。

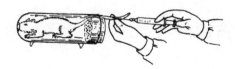

图 1-33　小鼠的尾静脉注射

2．腹腔注射

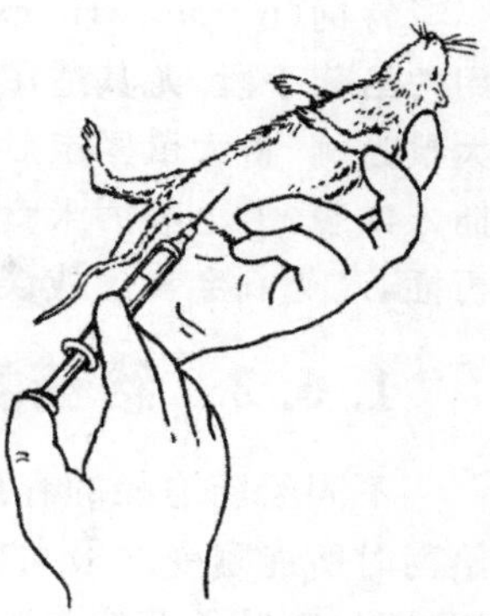

腹腔（腹膜内）（intraperitoneal，ip）注射，由于吸收面积大，药物可在较短时间内吸收入血。大、小鼠给药常用腹腔注射。一般方法为：以左手抓住动物，使腹部向上，右手将注射针头于左下（或右下）腹部刺入皮下，使针头向下推进 0.5～1.0cm，再以 45°角穿过腹肌，仅针头的尖端穿透腹壁即可固定针头，缓缓注入药液（图1-34）。为避免伤及内脏，可使动物处于头低位，使内脏移向上腹。此外，腹腔注射时的进针速度不可过快，以免针头穿入内脏。若实验动物为家兔，进针部位多为下腹部的腹白线离开 1cm 处。

图 1-34　小鼠的腹腔注射

3．皮下注射

皮下（subcutaneous，sc）注射时，药物需要经过皮下毛细血管的吸收，由于部位局限，对于注射的容量有较严格的限制。经皮下注射，药物需要一定时间才能够在血液中达到有效浓度。

动物实验中，常选择在动物体表较平坦部位进行皮下注射。小鼠注射部位为背部皮下；大鼠则多选背部及大腿部皮下；豚鼠还可选择肩部；家兔和狗多以背部为佳。以小鼠为例，一般做法为：一手捉持动物，另一手完成注射。通常用左手提起皮肤，右手将针刺入皮下，然后注射（图1-35）。进行皮下注射时，可见注射部位的皮下鼓起一个小包。如果未见鼓起小包，很可能是注入其他部位。注射完成后，在抽出针头的同时，应用拇指和食指的指尖捏掐穿刺部位，以防药液漏出。

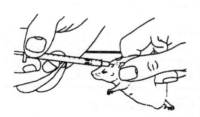

图 1-35　小鼠的皮下注射

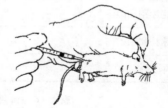

图 1-36　小鼠的肌内注射

4．肌内注射

肌内（intramuscular，im）注射指将药物注射到肌肉内。由于药物在肌肉内吸收十分缓慢，而且容易对注射部位肌肉产生刺激性或毒性作用，注射容量也受到严格限制，因此，此法在动物实验中较少使用。使用时通常注射于臀部或股部等肌肉发达处。注射方法为：将注射器与肌肉成 60°角，一次刺入肌肉中，若回抽无血液，即可注入药液（图1-36）。

5．经口给药

经口（per os，po）给药，通常的做法是将药物混入饲料或溶于饮水中，由动物自由摄取。缺点是摄入剂量不够准确，难以控制。因此，此法只是在某些特殊目的的实验中才采用，一般需要利用代谢笼饲喂等手段。

6. 胃饲给药

胃饲（intragastric gavage，ig）给药，俗称灌胃，是一种较为常用的给药手段，尤其适用于慢性实验的多次给药。其做法为：以大鼠为例，将大鼠固定后，右手持装有灌胃针头的注射器，自口角插入口腔，沿上颚插入食道（图 1-37）。如遇阻力，可将针头抽出再插，以免刺穿食道或误入气管。

1.6.2 给药容量

不同给药途径的容量限制不同，而且不同种类实验动物一次给药时所能耐受的最大容量不同。例如，灌胃容量过大可能导致胃扩张；静脉给药容量过大时，易引起心力衰竭和肺水肿。一般动物的血容量约占体重的 1/13，静脉注射容量最好在体重的 1/100 以下；皮下注射、肌内注射和腹腔注射的容量最好在体重的 1/40 以下。给药容量的具体限制见表 1-5 和表 1-6。

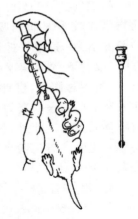

图 1-37 大鼠的胃饲给药

表 1-5 常用实验动物一次给药的最大耐受容量

单位：ml/kg 体重（im 为 ml/腿）

给药途径	家兔	大鼠	小鼠
灌 胃（ig）	15	40	50
皮下注射（sc）	2	10	40
腹腔注射（ip）	20	20	80
静脉注射（iv）	10	20	25
肌内注射（im）	0.5	0.2	0.1

表 1-6 常用实验动物不同途径的适宜给药容量

单位：ml/kg 体重（im 为 ml/腿）

给药途径	家兔	大鼠	小鼠
灌 胃（ig）	5～20	10～20	10～30
皮下注射（sc）	0.5～1	5～10	5～20
腹腔注射（ip）	1～5	5～10	10～20
静脉注射（iv）	0.5～2	2～4	10～20
肌内注射（im）	0.25～0.5	0.1～0.2	0.05～0.1

1.7 动物手术前的准备

1.7.1 概述

动物手术前的准备包括人员、器械与药品和实验动物的准备三个方面。

1. 人员的准备

动物实验的小型手术一般一两人就可进行，较复杂的大型手术则可能需要三四人，除手术者外，还需要负责麻醉动物和准备器械的助手。参加手术的人员应各司其职，密切合作，确保手术快速、顺利地完成。

2. 器械与药品的准备

动物手术前，应参照手术操作步骤，根据器械清单准备手术器械，以免遗漏，影响手术的进行。本教材的验证性和综合性实验中均已经列出所需的主要器械。设计性实验则需要实验小组事先查阅有关的文献资料，补列所需其他器械。除了实验室提供的常规手术器械之外，有时还需要提前准备或自制特殊的器械。此外，手术前还要准备止血纱布、棉球、棉签等敷料。

急性实验常用的药品包括麻醉药、急救药等，实验前应向实验教师了解，以备急需时取用。本教材的验证性和综合性实验中均已经列出所需的药品清单。设计性实验则需要实验小组根据实验方案，向实验教师索取或预订所需药品。尤其要注意处方药、精神类药物属于专控药品，采购手续较为复杂，因此务必要尽早向实验教师提出采购申请。设计性实验所需的生理盐溶液通常需要学生提前自行配制，配制方法可参看"1.4.1 常用生理盐溶液"的有关介绍。

3. 实验动物的准备

实验前应当对要进行手术的实验动物进行健康检查，确定没有疾病或明显异常后，进行麻醉和固定，并清除手术部位的被毛（备皮）。某些消化系统或内分泌系统的实验项目，需要对动物提前禁食或在实验前规定时间进行专门处理。对于设计性实验，需要实验小组提前1~2周向实验教师提交申请，预订实验动物。在预订单上，应当写明所需动物的名称、性别、数量，如有特殊要求，也应当注明。如果动物需要提前进行特殊处理，应当和实验教师提前预约时间。

1.7.2 动物的麻醉

手术及术前操作会引起动物的疼痛、不适、恐惧等反应，还会引起神经、心血管、呼吸、内分泌等活动的明显改变，从而影响实验结果。因此，常在手术前对动物进行麻醉。麻醉本身虽然也会产生影响，但这些影响是能够预见和可以控制的。

最常用的麻醉方式是药物麻醉，即用麻醉药使全身或局部的神经、体液活动受到抑制或改变，引起动物机体全身或局部的感觉一时性的迟钝或消失，包括全身麻醉和局部麻醉。在动物实验中，通过麻醉可以保障生理机能平衡，防止疼痛及休克，避免动物挣扎，确保动物实验的顺利进行。动物实验的麻醉根据效果不同，分为局部麻醉和全身麻醉两种；根据给药手段不同，又可分为吸入麻醉和注射麻醉，注射麻醉常用静脉注射或腹腔注射。

不同种属动物对不同麻醉药的敏感性不同。各种麻醉药对动物生理机能的影响以及麻醉时间也不一样。理想的麻醉药应该具备下列三个条件：第一，麻醉完全，使动物完全无痛，麻醉时间大体上满足实验要求；第二，对动物的毒性及对所研究的机能影响最小；第三，应用方便。麻醉药种类很多，要根据动物的体型、敏感性、解剖特点和体质等具体情况，结合手术的需要，选择适当的麻醉药和给药方式。例如，蛙类的麻醉可采用乙醚吸入麻醉或皮下注射水合氯醛。

1. 动物实验常用麻醉药

（1）戊巴比妥钠

戊巴比妥钠（sodium pentobarbital）是目前国内实验室麻醉小动物最常用的药物。巴比妥类是普遍性中枢抑制药，戊巴比妥钠属于中效巴比妥类。随给药剂量由小到大，相继出现镇静、安眠、抗惊厥和麻醉作用。十倍催眠量时则可抑制呼吸，甚至致死。巴比妥类可抑制脑干网状结构上行激动系统而产生催眠和麻醉作用。巴比妥类在非麻醉剂量时主要抑制多突触反应，减弱易化，增强抑制。此作用主要见于 GABA 能神经传递的突触，巴比妥类通过延长 Cl^- 通道开放时间而增加 Cl^- 内流，引起超极化，并减弱谷氨酸介导的去极化。较高浓度时，巴比妥类抑制 Ca^{2+} 依赖性动作电位，抑制 Ca^{2+} 依赖性递质释放，并且呈现拟 GABA 作用，即在无 GABA 时也能直接增加 Cl^- 内流。

戊巴比妥钠常用浓度为 $1\%\sim3\%$。该药可采用静脉或腹腔注射。常用动物麻醉的参考剂量范围见表 1-7。戊巴比妥钠的安全剂量范围较窄，在实施麻醉时应当充分考虑动物的个体差异，包括动物的品系、体质。没有把握时可先按照参考剂量范围的中间剂量给药，必要时可追加初始剂量的 1/5 以维持麻醉。因为戊巴比妥钠主要通过肝脏代谢，过量注射容易引起体内蓄积中毒，因此要尽量避免多次、过量注射。

表 1-7 常用实验动物用戊巴比妥钠麻醉时的参考剂量

动物	注射途径	剂量/(mg/kg 体重)	浓度/%	持效时间/h
家兔	静脉	20～60	2～3	2～4
大鼠	腹腔	30～60	1～2	2～4
小鼠	腹腔	40～80	1～2	1
豚鼠	腹腔	15～40	1～2	1～2

戊巴比妥钠对呼吸、心血管和体温调节中枢均有一定的抑制作用，对呼吸和心血管方面的实验有一定影响，较大剂量时容易引起呼吸抑制。给药后应当密切观察动物的呼吸活动，保持呼吸道通畅，必要时使用呼吸机进行人工呼吸，并注意保温。一旦发现麻醉过度，应立即用中枢兴奋药进行急救（详见本小节中"4(1)麻醉过量"的介绍）。

动物实验中还常用一种 Nembutal 注射液，是以戊巴比妥钠为主要有效成分的混合麻醉药。其配制方法为：戊巴比妥钠 5.0g，丙二醇 40.0ml，96% 乙醇 10.5ml，加蒸馏水至 100ml。其中加入的乙醇和丙二醇延长了麻醉时间，增强了麻醉效应。

（2）乌拉坦

乌拉坦（urethan，氨基甲酸乙酯）可导致较持久的浅麻醉，麻醉起效时间比戊巴比妥钠略迟，但是对呼吸中枢抑制作用较小，安全系数较大。兔对其较敏感，狗、猫等均可用。兔、狗、猫用量为 0.75～1g/kg 体重，常配成 20％或 25％溶液耳缘静脉注射。该药由于长期接触可致癌，目前较少使用，仅用于血压测定等麻醉要求较严格的实验中。常用实验动物用乌拉坦麻醉时的参考剂量见表 1－8。

表 1－8　常用实验动物用乌拉坦麻醉时的参考剂量

动物	注射途径	剂量/(mg/kg 体重)	浓度/％	持效时间/h
家兔	静脉或腹腔	750～1000	10～30	2～4
大鼠	腹腔	800～1250	10～20	2～4
小鼠	腹腔	800～1250	10～20	2～4
豚鼠	腹腔	1000～1400	10～20	2～4

（3）氯醛糖

氯醛糖（chloralose）为白色结晶状粉末，有 α-氯醛糖和 β-氯醛糖两种异构体，其中仅前者具有麻醉作用。氯醛糖的安全度较大，能导致动物持久的浅麻醉，对植物性神经中枢机能不产生明显抑制作用，可增强脊髓反射活动。

常温下较难溶于水，使用前可在 50℃水浴锅中加热使其全部溶解。注意：不能直接加热，更不能煮沸，以免影响其药效。加温后不宜久置，以免沉淀而失效。配制时可加入适量硼砂，以提高其溶解度和稳定性。一般称取氯醛糖 1g、硼砂 2g，加水至 100ml。常用实验动物用氯醛糖麻醉时的参考剂量见表 1－9。动物实验中还常用氯醛糖与乌拉坦或戊巴比妥钠混合麻醉，可达到更好的效果。

表 1－9　常用实验动物用氯醛糖麻醉时的参考剂量

动物	注射途径	剂量/(mg/kg 体重)	浓度/％	持效时间/h
家兔	静脉或腹腔	80～100	1～2	3～4
大鼠	腹腔	50	1～2	3～4
小鼠	腹腔	50	1～2	3～4
豚鼠	腹腔	80～100	1～2	3～4

上述三种麻醉药都属于注射用麻醉药，其具体使用方法详见下文"2. 注射麻醉法"。

（4）乙醚

乙醚（ethyl ether）是无色、有强烈刺激气味的液体，极易挥发，其蒸气比同体积的空气重 2.6 倍，易燃易爆。乙醚通过吸入途径起效，吸入后能抑制中枢神经系统，但同时会刺激呼吸道，使分泌物增多，容易导致动物窒息死亡。为此，手术前可应用阿托品抑制腺体分泌，以保证手术过程中动物呼吸通畅。乙醚麻醉作用很强，安全范围广，麻醉深浅和持效时间易掌握，恢复快，动物在停止吸入乙醚 1min 后即可苏醒。

乙醚主要作用于中枢神经系统，引起全身麻醉。一般认为，乙醚引起的意识障碍与脑干网状结构上行激动系统的抑制有关，而肌张力减弱则是抑制脊髓所致。乙醚还可抑制中枢神经突触释放乙酰胆碱。

乙醚吸入麻醉常用于小鼠、大鼠和豚鼠等小型实验动物的全身麻醉。麻醉时可取一带盖的广口大玻璃瓶，内置一块浸透乙醚的棉球，将动物放入后盖上瓶盖，一般情况下20～30s后动物即可进入麻醉状态。麻醉程度可根据动物的状态大致进行判定，如出现大而深的呼吸，则动物有麻醉致死的危险，应立即取出动物。

（5）盐酸普鲁卡因

盐酸普鲁卡因（procaine hydrochloride）是常用的局部麻醉药，用于中、小外科手术。麻醉方法有表面麻醉、局部浸润麻醉、区域阻滞麻醉和神经干（丛）阻滞麻醉等，可消除局部疼痛。

盐酸普鲁卡因能使细胞膜稳定，降低其对钠、钾离子的通透性。则当神经冲动到达时，细胞膜不能正常去极化而产生和传导动作电位，使神经传导阻滞，从而产生局麻作用。常用浓度0.5%～1%的溶液，在计划手术切口部位做浸润注射。注射时，将针尖循切口方向刺入皮下，回抽无血液，然后边注射边将针头向外抽拉，直至切口全部浸润。

2. 注射麻醉法

注射麻醉是动物实验最常用的麻醉方式。麻醉药注射给药的操作方法，与其他药物的给药基本类似。有关给药方法的介绍，可参看"1.6 动物实验常用给药法"的相关内容。

应当指出，麻醉药是一类特殊的药物。动物麻醉过浅或者过深，都可能导致动物手术的中断或失败。因此，除了要熟悉麻醉的基本途径之外，对于麻醉过程中的注意事项、动物麻醉过程中可能出现的种种状况也要有充分的了解和认识。

根据给药途径不同，注射麻醉方法主要有以下几种：

（1）静脉注射麻醉

常用于兔耳缘静脉途径。注射麻醉之前，通常先用一兔固定箱来束缚家兔躯体，仅暴露头部，以便进行耳缘静脉注射。

静脉注射麻醉时应注意以下事项：

① 注射过程遵循"一快、二慢、三观察"的原则，密切观察动物的状态。所谓"一快"是指注射时先将计算给药总容量的一半左右快速注入静脉（但也不宜过快），使动物迅速度过兴奋挣扎的诱导期，使血液（脑脊液）中药物浓度接近有效浓度。此时可见动物瞳孔开始缩小，肌张力逐渐减弱，呼吸变慢。"二慢"是指度过诱导期后，应当逐渐减慢推注的速度。"三观察"是指一边注射、一边观察动物的生命指征，特别是呼吸的节律和频率。以家兔为例，耳缘静脉注射麻醉一般在 2min 左右完成。

② 注射麻醉药应事先根据参考剂量和药物浓度进行换算，适量多抽取一些药液，以免由于穿刺时可能发生的漏液而导致药量不足。注射的终点应当根据动物的反射消失情况决定。注射器中的麻醉药不一定要全部注射完，可以保留一点，在手术过程中补注。对于体质异常（偏胖或偏瘦）、挣扎反应强烈的动物，及遇到注射不顺利或太顺利等异常情况，都要特别小心。

③ 静脉给药的浓度要适中，不宜过高，以免因麻醉过急出现动物死亡；但也不能过低，以免注入溶液体积过大。

④ 经静脉一次性注射麻醉药的容量，对大动物大致为 1ml/1kg 体重，小动物大致为0.1ml/10g 体重。

⑤ 麻醉药在静脉注射前应加热到动物正常体温水平。

⑥ 麻醉药注射完成后，直至手术过程中，都必须密切关注动物的活动，尤其是呼吸情

况。如动物呼吸停止,应及时抢救(详见本小节中"4(1)麻醉过量"的介绍)。

⑦ 麻醉动物应注意保温。麻醉期间,动物的体温调节机能往往受到抑制,在寒冷环境中麻醉动物常会体温下降,并可能因此导致死亡。应采用有保温装置的手术台,或者给麻醉动物采取其他的人为保温措施,如开空调、开白炽灯及覆盖织物等。

(2) 腹腔注射麻醉

通常用于小动物(如鼠类动物)实验。将麻醉药按照计算剂量一次性注入。

(3) 肌内注射麻醉

将麻醉药注射到臀部或股部肌肉,致动物麻醉。

(4) 皮下注射麻醉

将麻醉药注射到皮下淋巴囊。常用于蛙类动物。

3. 麻醉效果的判断

动物的麻醉效果直接影响实验的进行和实验结果。如果麻醉过浅,动物会因疼痛而挣扎,甚至出现兴奋状态,呼吸、心跳不规则,影响观察。麻醉过深,可使机体的反应性降低,甚至消失,更为严重的是抑制延髓的呼吸中枢和心血管活动中枢,使呼吸、心跳停止,导致动物死亡。因此,在麻醉过程中必须善于判断麻醉程度,观察麻醉效果。判断麻醉程度的指标有:

(1) 呼吸运动

动物呼吸加快或不规则,说明麻醉过浅,可追加一些麻醉药。若呼吸由不规则转变为规则且平稳,说明已达到麻醉深度。若动物呼吸变慢,且以腹式呼吸为主,则说明麻醉过深,动物有生命危险。

(2) 反射活动

主要观察角膜反射或睫毛反射。若动物的角膜反射灵敏,说明麻醉过浅。若角膜反射迟钝,麻醉程度适宜。角膜反射消失,伴瞳孔散大,则麻醉过深。

(3) 肌张力

动物全身肌张力亢进,通常意味着麻醉过浅。全身肌肉松弛,提示麻醉适度。

(4) 皮肤夹捏反应

麻醉过程中可随时用止血钳或有齿镊夹捏动物皮肤。若反应灵敏,则麻醉过浅。若反应消失,则麻醉程度合适。

观察麻醉效果时,要综合考虑上述四项指标,在静脉注射麻醉时还要一边注入药物,一边观察。只有这样,才可能获得理想的麻醉效果。以家兔为例,在快速注射麻醉药后,就开始观察家兔瞳孔是否缩小,肌肉紧张性是否减弱(如兔耳是否开始松软下垂),呼吸是否变慢。减慢注射过程中,用棉花屑轻触家兔的角膜,检查角膜反射是否消失。当角膜反射明显迟钝时,即使注射器内的麻醉药尚未推完,也应立即停止注射,以防麻醉过度。随后迅速取出家兔,将其放在实验台上,观察呼吸活动是否正常,并用手夹捏后肢肌腱,检查腱反射是否消失。

4. 麻醉意外的表现及补救措施

麻醉意外,包括麻醉过量和过浅两种情况,处理方法如下:

(1) 麻醉过量

麻醉过量在动物实验中经常发生,因此需要助手提前做好抢救准备,并密切观察动物生命体征的变化。麻醉过量时,实验动物可出现呼吸、心跳的停止或间断等。尤其是呼吸停止,因为可由肉眼观察胸腹部的起伏运动而及早发现,具有重要意义。

呼吸停止可出现在麻醉的任何阶段。如在兴奋期,呼吸停止具有反射性质。在深度麻醉期,呼吸停止多是由于延髓呼吸中枢被麻醉的结果,或由于麻醉药中毒时组织中血氧过少所致。主要表现是胸廓呼吸运动停止,皮肤黏膜发绀(由正常色变为青紫色),瞳孔散大等。呼吸停止的初期,可见呼吸变浅、频数不等而且间歇。一旦发现动物呼吸停止,应及时采取相应的措施。首先要立即停止供给麻醉药;打开动物口腔,拉出舌头到口角外;应用 5% CO_2 和 60% O_2 的混合气体进行间歇人工呼吸,或用手有节奏地压迫和放松胸廓,或推压腹腔脏器使膈上移,使其呼气,然后快速放开,使其吸气,频率约每秒一次,以帮助肺通气。与此同时,迅速做气管切开术,并插入气管套管,连接人工呼吸机以代替徒手人工呼吸,直至主动呼吸恢复。注射温热生理盐水和中枢兴奋药,如尼可刹米(可拉明,2~5mg/kg 体重,静脉注射)、咖啡因(1mg/kg 体重)、洛贝林(0.3~1mg/kg 体重)等,也可注射 5% 葡萄糖溶液。如发现心脏停搏,应迅速采取心脏按压,即用掌心(对小动物可用指心)在心脏区有节奏地敲击胸壁,其频率相当于该动物正常心率。同时注射强心药,常用肾上腺素(0.1%)。直至动物恢复自主呼吸后,方可重新进行实验操作。

(2)麻醉过浅

如用药剂量已达到计算用药总量,或注射器中麻醉药全部注完后,动物仍然呼吸急促,夹捏肢体皮肤引起明显的反应,甚至出现挣扎、尖叫等表现,说明麻醉过浅。此时,可在 5min 后再少量追加注射麻醉药,但不宜经静脉注射途径快速给药,选择腹腔注射或皮下注射的方式给药更为妥当。

麻醉药的持效时间过去之后,动物也可能会有上述表现。此时也可临时补充麻醉,但一次补充注射量一般不能超过总量的 1/5。如果多次补注,最多累计不应超过原计算剂量的一半。无论何种情况,凡实际注入量超过计算的剂量,都可能在之后因为药物在动物体内的蓄积而引起动物中毒,甚至死亡。因此,补充麻醉药需要特别慎重。

人为刺激或药物刺激引起动物挣扎时,常会出现对麻醉药的耐药性。因此,在注射过程中,对动物反射的检查不应过于频繁。注射某些药物(如乳酸)时,要防止药液漏出血管。

1.7.3　动物的固定

在动物实验中,为了便于手术操作和结果记录,常需固定动物于手术台上。其固定的方法和姿势依据实验动物的种类和实验目的而定。

1. 仰卧位固定法

仰卧位固定是实验中最常用的固定姿势,适合于颈部、胸部、腹部和股部的实验。固定时一般将动物仰卧,用细绳一端钩住动物上门齿,打结后将另一端系在手术台前端的垂直铁柱上,以固定头部。也可用专门的钩固定器固定头部。四肢腕关节和踝关节的近端分别用四根粗棉绳或绑带打活结套紧并缚于手术台两侧。家兔的仰卧位固定法如图 1-38 所示。

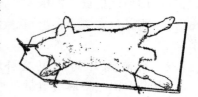

图 1-38　兔的仰卧位固定法

2. 俯卧位固定法

俯卧位固定适合于颅脑和脊髓实验。用与仰卧位固定相同的方法固定四肢,头部可根据实验要求固定于立体定位仪等头部固定器上,或用绳子钩住上门齿,系缚于手术台前端的铁柱上。

蛙类的固定,常采用四颗蛙钉将双损毁后的蛙体四肢末端分别钉在软木板或蜡板上,也可使用专门的蛙腿夹夹住四肢。制备神经-肌肉标本时,可在蛙板上再放一适当大小的玻璃板或有机玻璃板,在其清洁的表面进行操作。

1.7.4 手术部位的去毛

动物去毛是动物手术视野的皮肤准备之一,去毛范围应大于手术视野。不管用哪种方法去毛,原则是不要损伤皮肤的完整性。常用方法有以下几种:

1. 剪毛法

动物固定后,应剪去手术部位皮肤的毛,以便暴露皮肤。一般用剪毛剪,不能用组织剪,更不能用眼科剪。剪毛的范围应大于皮肤切口,为避免剪伤皮肤,实验者可用左手拇指和食指绷紧皮肤,右手持剪刀平贴皮肤,逆着毛的方向依次剪去被毛,剪下的毛应随手放于指定的容器内,集中放入有盖的盛水容器内,防止到处飞扬而影响手术视野的清洁,甚至进入仪器或污染实验室环境。剪毛后可用温湿纱布擦去剪好部位留下的毛。切忌一手提起被毛,另一手剪,这样做容易剪伤皮肤,剪后留下的毛根也长短不一。

2. 拔毛法

一般用于家兔和狗的静脉注射。如家兔的耳缘静脉注射之前先拔除耳缘的被毛,可刺激局部皮肤,有使血管扩张的作用。

3. 剃毛法

大动物慢性手术时需剃毛。剃毛前可先将毛剪短,用刷子蘸肥皂水,将需剃毛的部位刷湿,然后用剃须刀顺毛剃净,或用电动剃须刀剃净被毛。

4. 脱毛法

脱毛法多用于无菌手术。在脱毛处先剪短被毛,用镊子夹棉球蘸脱毛剂在局部涂一薄层,2~3min 后,用温水洗去脱落的被毛,用纱布擦干局部,涂一层凡士林即可。脱毛剂常用配方有:

① 硫化钠 3 份,肥皂粉 1 份,淀粉 7 份,加水调成稀糊状备用。

② 硫化钠 8g 加水至 100ml,配成 8%溶液备用。

③ 硫化钠 8g,淀粉 7g,糖 4g,甘油 5ml,硼砂 1g,水 75ml,配成糊状备用。

1.8 动物实验的基本操作技术

1.8.1 动物实验常用手术操作

虽然动物手术的种类多样,手术的范围、大小和复杂程度也有很大的不同,但手术的基本操作,如组织分离、止血、打结和缝合的技术是基本相同的。因此,掌握手术基本操作技术是做好一切手术的基础。在学习动物手术方法时,必须认真做好基本功的训练,做到正确、熟练地掌握基本操作,才能逐步做到动作稳健、敏捷、准确、轻柔,缩短手术时间,提高手术的效率和成功率。

1．组织分离

组织分离包括使用带刃器械(刀、剪)做锐性切开和使用止血钳、手术刀柄或手指等做钝性分离。

(1)锐性切开

锐性切开常施用于皮肤(先剪去被毛)、腱等较厚硬的组织。用手术刀时,在先用手或器械使两侧组织牵拉紧张的情况下,以刀刃做垂直的轻巧的切开,不要做刮削的动作(图1-39)。用力适当,使切口平直、深度一致,不能切成锯齿状或切线尾部切成鱼尾状。用手术剪时,以剪刀尖端伸入组织间隙内(不宜过深),然后张开剪柄分离组织,在确定没有重要的血管、神经后再予以剪断。在分离过程中,如遇血管,需用止血钳夹住或结扎后再剪断。锐性切开腹膜时,要用镊子提起腹膜后剪一小口,然后食、中二指伸入切口下的腹腔内继续操作。锐性切开对组织的损伤较小,术后反应也小,但操作者必须熟悉局部解剖,在辨明组织结构时进行,动作要准确精细。

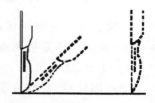
图1-39 切皮的运刀方式

(2)钝性分离

钝性分离是将有关器械或手指插入组织间隙内,用适当的力量分离或推开组织。这种方法适用于肌肉、皮下结缔组织、筋膜、骨膜和腹膜下间隙等。优点是迅速、省时,且不致误伤血管和神经。但不应粗暴勉强进行,否则造成重要血管和神经的撕裂或器械穿过邻近的空腔脏器或组织,将导致严重后果。

锐性切开和钝性分离各有优点,在手术过程中可以根据具体情况,选择使用。总的目的是充分显露深部组织和器官,同时又不致造成过多组织的损伤。为此,必须注意确定要分离的准确部位,控制切口大小以满足实验需要为度,分离时按解剖层次分层进行等。

2．止血

在手术过程中,组织的切开、切除等都可造成不同程度的出血。因此,在手术操作中,完善而彻底地止血不但能防止严重失血,而且能保证术部清晰,便于手术顺利地进行,避免损伤重要的器官,有利于切口的愈合。

小血管出血或静脉渗血,可使用纱布或干棉球压迫止血法(注意:是按压,不可擦拭,以免损伤组织和使血栓脱落)。若未能确切止血,用此法也可清除术部血液,辨清组织及出血点以进行其他有效的止血操作。较大的出血,特别是小动脉出血时,先用止血钳准确夹闭血管断端,结扎后除去止血钳。应尽量避开较大的血管,或先做双重结扎后剪断。结扎止血法是手术中最常用、最可靠的止血方法,包括单纯结扎止血法,缝合结扎止血法和适用于大网膜、肠系膜的贯穿结扎止血法。

其他止血方法还有电凝止血法,烧烙止血法,局部药物(1%～2%麻黄素或0.1%肾上腺素)止血法等,以及骨蜡、明胶海绵止血法等。

1.8.2　动物实验常用采血法

进行常规或生物化学分析需要采集血液。采血方法的选择主要取决于实验的目的、所需血量及动物种类。凡用血量较少的检验,可刺破组织取毛细血管的血。当需血量较多时,可做静脉采血。静脉采血时,若需反复多次,应自远心端开始,以免发生栓塞而影响整条静脉。常用实验动物的总血量和一次安全采血量如表1-10所列举。其中一次安全采血量约为总血量的7.5%,采血后一周内即可恢复。

表1-10 常用实验动物总血量和一次安全采血量

单位:ml

动物	小鼠(体重25g)	大鼠(体重250g)	家兔(体重4kg)
总血量	1.8	16	224
一次安全采血量	0.1	1.2	17

1. 家兔的采血

方法有多种。需血量较少时可从耳缘静脉(图1-40)采血;需血量在几毫升,可从耳中央动脉采血;更多时用颈总动脉采血或心脏采血。

（1）耳缘静脉采血法

是家兔最常用的采血方法。将兔固定于兔固定箱,拔(或剪)去耳缘静脉局部的被毛,消毒,用手指轻弹兔耳,使静脉扩张,用针头刺入耳缘静脉末端,针头不连接注射器,而直接让血液滴在有抗凝剂的试管内。也可在耳缘静脉内插入静脉导管或安置留置针等,进行反复采血。此法一次最多可采血5～10ml。

（2）耳中央动脉采血法

在兔耳中央有一条较粗的、颜色较鲜红的中央动脉。用左手固定兔耳,右手持注射器,在中央动脉的末端,沿着与动脉平行的向心方向刺入动脉,即可见血液进入针管。由于兔耳中央动脉容易痉挛,故抽血前必须让兔耳充分充血,采血时动作要迅速。采血所用针头不要太细,一般用6♯针头,针刺部位从中央动脉末端开始,不要在近耳根部采血。

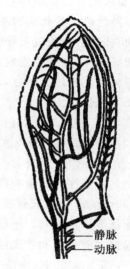

静脉
动脉

图1-40 家兔耳部
血管分布

（3）颈总动脉采血法

静脉注射2%戊巴比妥钠溶液(按2ml/kg体重的剂量),将兔麻醉,然后将家兔仰卧位固定于兔手台上。正中切开颈部,分离一侧颈总动脉,远心端用线结扎阻断血流,近心端夹上动脉夹。在动脉当中斜向剪一小切口,插入动脉插管(或细塑料导管),结扎导管以备取血。

（4）心脏采血法

先将兔麻醉、固定(方法同上)。穿刺部位在第三肋间胸骨左缘3cm处,选心跳最明显的部位把注射针刺入心脏,血液即流入针管。也可以选在左侧面水平方向进针,左手在胸骨两侧向下按压,使心脏位置受限,右手持注射器在兔胸腔前后壁中点的第三肋间刺入。也可从胸骨剑突尾端和腹部平面成30°角向头端刺入。心脏采血时所用的针头应细长些,以免发生采血后穿刺孔出血。

2. 小鼠、大鼠的采血

需血量很少时采用剪尾采血。麻醉后将尾尖剪去约 5mm,按摩采血,小鼠可采 0.1ml,大鼠可采 0.4ml,每只鼠一般可采血十余次。

需血量再大些的可重复采血法有眼眶后静脉丛采血法和颈静脉或颈动脉采血法等。

一次性采血可采用摘眼球采血和断头采血等方法。

1.8.3　动物实验常用处死法

急性实验完成后,要及时处死动物。实验动物的处死方法很多,应根据动物实验目的、实验动物品种(品系)及需要采集标本的部位等因素,选择适当的处死方法。应当遵循实验动物的伦理要求和动物福利法,在不影响动物实验结果的前提下,选择简便、快速而不残忍的方法,使实验动物在无意识的情况下,尽可能快地死亡,避免额外的痛苦和折磨,即所谓的"安乐死"(euthanasia)。近年来,对实验动物,尤其是哺乳动物实行"安乐死",已经逐渐成为一种趋势。处死实验动物时应注意:首先要保证实验人员的安全;实施处死后要确认实验动物的死亡,通过对呼吸、心跳、瞳孔、神经反射等指征的观察,对死亡做出综合判断;妥善处理好尸体,并置于规定的收集处,避免污染环境。实验室要求凡处死的动物尸体均统一放入塑料袋扎紧冷冻保存,最后由环保部门专人收集做焚化处理。以下为推荐使用的动物"安乐死"方法:

1. 吸入 CO_2 法

令实验动物吸入大量 CO_2 等气体而中毒死亡。适用于小鼠、大鼠和豚鼠等小型动物。

2. 过量麻醉法

快速注射过量非挥发性麻醉药,剂量为深麻醉时所需剂量的 2~3 倍。常用静脉注射 100mg/kg 体重或腹腔注射 150~200mg/kg 体重的戊巴比妥钠溶液。适用于小鼠、大鼠和豚鼠等小型动物。不推荐使用过量乙醚的方法,因为低剂量乙醚有兴奋作用,乙醚麻醉法在起效之前会使动物先经历一段躁动不安期,不符合人道精神。

3. 注射 KCl 法

先用麻醉药注射麻醉,再注入大量 KCl 溶液,使动物心肌失去收缩能力,心脏急性扩张,致心脏弛缓性停跳而死亡。KCl 处死大鼠剂量为每只 0.6ml 25% 溶液,由静脉注入。每只成年兔由兔耳缘静脉注入 10% KCl 溶液 5~10ml,即可致死。适用于各种哺乳类实验动物。

4. 大量放血法

先用麻醉药注射麻醉,再将实验动物的股动脉、颈动脉或腹主动脉剪断或剪破,或刺穿实验动物的心脏放血,导致急性大出血,引起动物死亡。犬、猴等大型动物应在轻度麻醉状态下,在股三角做横切口,将股动脉、股静脉全部暴露并切断,让血液流出。操作时用自来水不断冲洗切口及血液,既可保持血液畅流无阻,又可保持操作台清洁,使实验动物急性大出血死亡。适用于各种哺乳类实验动物。

5. 颈椎脱臼法

先用麻醉药注射麻醉,再快速将实验动物的颈椎脱臼,离断脊髓致死。为大、小鼠常用的处死方法。操作时实验人员用右手抓住鼠尾根部并将其提起,放在鼠笼盖或其他粗糙面上,用左手拇指、食指用力向下按压鼠头及颈部,右手抓住鼠尾根部用力拉向后上方,造成颈椎脱臼,脊髓与脑干断离,实验动物立即死亡。

6. 断头法

先用麻醉药注射麻醉,再用左手按住实验动物的背部,拇指夹住实验动物右腋窝,食指和中指夹住左前肢,右手用剪刀在鼠颈部垂直将鼠头剪断,使实验动物因脑脊髓断离且大量出血死亡。适用于小鼠和大鼠等较小的实验动物。

7. 注射空气法

先用麻醉药注射麻醉,再向实验动物静脉内注入大量的空气,导致心腔内充满气泡,心脏收缩时气泡变小,心脏舒张时气泡变大,从而影响回心血液量和心输出量;或者形成肺动脉或冠状动脉空气栓塞,引起循环障碍、休克、死亡。处死兔、猫、犬等中型或大型实验动物可用此法。注射空气处死法注入的空气量,对于猫和兔为 $20\sim50$ml,对于犬为 $90\sim160$ml。

8. 开放性气胸法

先用麻醉药注射麻醉,再将动物开胸,造成开放性气胸。这时胸膜腔的压强与大气压相等,肺脏因受大气压缩而发生肺萎陷,纵膈摆动,动物窒息而死。此法可用于处死狗、猫、兔、豚鼠,一般较少使用。

上述方法,除第 1 和 2 种外,均需先将动物麻醉,或在实验已进行到终点而动物仍处于麻醉中时,方可使用。切不可在清醒的动物上采用。过去在实验室曾使用的击打后脑法、电击法等,现在一般不使用。

鸟类、爬行类、两栖类、鱼类等动物,也可采用上述方法处死。采用注射过量戊巴比妥钠的方法时,推荐剂量为 $60\sim100$mg/kg 体重。两栖类动物,如蟾蜍,可采用过量乙醚吸入或皮下注射过量水合氯醛的方法处死。

在国内实验教学中,处死蛙类最常采用的方法是双损毁法,即损毁脑和脊髓的方法。以蟾蜍为例,如图 1-41所示,具体做法为:左手握住蟾蜍的躯干和四肢,使其腹部紧贴掌心,用食指将其头部压向腹面至接近直角,用右手手指在蟾蜍颈部后方、头部与躯干之间可触摸到柔软、凹陷的枕骨大孔。用金属探针从枕骨大孔垂直插入 $1\sim2$mm,再向前横扫搅毁脑。脑损毁的标志是蟾蜍眼部和下颌部的运动消失。再将探针退出至枕骨大孔处,转向后方沿脊椎平行方向刺入椎管,捻动探针,往复刺入几次,捣毁脊髓。脊髓损毁的标志是蟾蜍四肢肌肉松弛,自然下垂。至此,双损毁完成。某些实验时,也可用剪刀自口角后缘剪去上颌。双损毁后的蟾蜍,完全

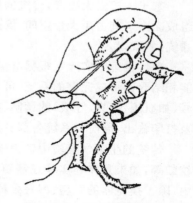

图 1-41　蛙类的双损毁法

失去感觉和随意运动能力,但心脏、外周神经以及骨骼肌等器官、组织的活动还可以维持一段时间,因此常用来制作神经-肌肉标本,或继续进行有关实验观察。在这种情况下,双损毁处死法成为一种制动的手段。制动后的蛙类可用蛙钉固定四肢于蛙板上,进行后续操作。

1.9 生理信号的采集、处理和记录

为研究生理学规律,需要设计特定的实验,选取符合需要的生命有机体作为实验对象。通过人为创造条件,并改变作用于实验对象的实验条件(刺激或因素),观察实验对象的某些生命活动的变化(实验效应或指标),来对隐藏的或微观的生理活动做出正确的判断,从而认识生理过程,并发现其中的规律。实验对象、刺激条件和效应指标是生理学实验的三大基本要素。以下对三大要素的基本要求做一概括性介绍:

① 实验对象可以是健康的动物,也可以是其离体器官、组织或体外培养的组织或细胞。在确保对人体健康无损害的前提下,生理学实验有时也可在健康人体进行。大多数情况下,生理学与病理生理学实验选用规范的实验动物作为实验对象。实验动物的种类、性别可根据实验目和动物的生物学特点进行选择,详见"1.3 常用实验动物"的相关介绍。

② 严格控制施加于实验对象的刺激类型、强度、时间和作用范围等条件。常用电刺激,因为电刺激的各种条件参数较易控制,在一定范围内不易造成实验对象损伤。使用作用时间较长或不可逆的刺激时,要严格控制刺激条件。选用化学刺激(包括药物)时,还要慎重地考虑作用时间是否适宜,是否影响后续实验(后遗效应)。

③ 选择能说明问题且易于观察记录的实验指标。生理信号多种多样,如果需要记录电信号(如细胞膜电位、心电等),可直接采用引导电极或电缆记录;如果是记录非电信号(如血压、肌张力等)则需用专门的换能器(即传感器)将其转变为电信号后进行记录;信号微弱的还需要利用放大器放大信号,才能记录到。

基于上述三大要素,传统的生理学实验系统由刺激器、放大器、记录仪器、示波器等设备组成。由于其占用大量空间,操作复杂,近年来已逐渐被生理信号采集处理系统(微机生理系统)所取代。

现代生理学实验室根据电生理实验的特点,将传统仪器的优点与计算机的强大处理功能相结合而形成完整的系统,可完成对各种电生理信号(如心电、脑电、肌电)和非电生理信号(如血压、张力、呼吸)的调制、放大,并进而对信号进行模/数(A/D)转换、记录、存储、处理及打印输出,同时对系统各部分进行控制,与操作者进行人机对话。

传统的生理学实验中常用来记录生理信号的仪器设备还包括各种换能器(传感器)和记纹鼓等,如果是体外实验还需要孵育或灌流器官、组织标本的装置。现代的生理学实验室中,除了换能器的类型、型号多种多样,能够方便地记录多种生理信号之外,记纹鼓也已经很少采用,而以打印机取而代之。此外,标本孵育和灌流装置在保持原来传统设计的基础上更加精巧、方便。

本教材中介绍的生理信号采集处理系统已经集刺激、信号采集、放大、记录、处理等多功能为一体,操作直观、便捷,但在使用之前还应理解其原理,并了解正确的使用方法。

1.9.1 生理信号采集处理系统简介

本节以 RM6240 生理信号采集处理系统为例进行介绍(其他同类系统的构成与功能基本与其类似)。

该系统由硬件和软件两部分组成,集生理信号采集、放大、显示、记录与分析功能为一体。

硬件包括外置程控放大器、数据采集板、数据线及各种信号输入输出线。在输入功能上相当于四道生理记录仪，可同时采集记录四个通道输入的信号，见图1-42所示"生理信号输入端口"。外置仪器的界面结构如图1-42所示。

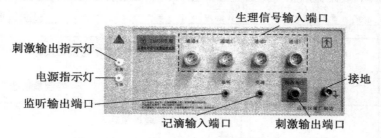

图1-42 RM6240系统外置仪器的界面结构

软件即RM6240生理信号采集处理系统。上述硬件设备通过USB电缆与计算机主机相连。软件系统安装在Windows操作系统中，操作软件与Windows系统兼容，操作界面风格与Windows系统类似，采集记录的实验数据可通过快捷方式导出到Excel或Word文档中，支持本地打印机和网络打印机。

该软件系统内部已预先设定了若干项生理学实验模块，并预先配置了有关参数，可直接选择项目开始采集记录，也可根据实际需要调整预设的参数。当然，使用者也可以完全自定义设置实验项目参数。

1. 软件的基本功能

先开启外置仪器的电源开关，再开启计算机的电源和Windows操作系统，用鼠标双击电脑屏幕桌面上的"RM6240生理信号采集处理系统"快捷方式图标，即可进入实验系统。若仅对以前记录的波形进行分析，不进行采集、示波及记录，则不必开启外置仪器，而在"文件"下拉菜单中选择"打开"即可。

本系统的工作过程有示波、记录和分析三种功能状态。

（1）示波状态

点击▶即开始采集信号并实时显示波形，点击■即停止采集信号。在示波状态下可以调节各种实验参数，如通道模式、扫描速度、灵敏度、时间常数等，也可选择各种实时处理模式，如微分、积分等，还可选择刺激器、记滴等功能。注意：示波状态时波形只实时显示，未记录到硬盘。

（2）记录状态

点击⏺即开始以临时文件的方式记录实时采集和显示的波形。注意：在退出系统前必须要将其另存为正式文件并命名，该文件才能永久保存。记录时如点击⏸，则暂停记录，再次点击则继续记录。在记录状态下，通过双击鼠标左键可激活或取消系统具备的计时功能，通过单击鼠标右键还可在所需通道做文字标记。

（3）分析状态

从记录状态停止记录或打开一个已记录存盘的文件，系统即进入分析状态。在分析状态，软件系统可对已记录的波形进行各种测量、分析和编辑。

2. 软件的操作界面

系统软件的操作界面如图 1-43 所示,主要包括以下部分:

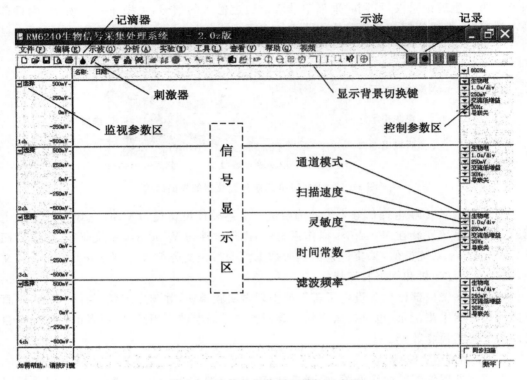

图 1-43　软件操作界面结构示意图

(1) 菜单条

选择其中的一项即可弹出其子菜单。

(2) 工具条

提供常用指令的快捷途径。

(3) 控制参数区

可选择当前通道的模式和调节灵敏度、时间常数、滤波、扫描速度等参数。

自上而下的前五项基本功能介绍如下:

① 通道模式:根据各通道输入端口所连接的生物电、血压、张力、呼吸流量等放大器进行选择。

② 扫描速度:调节通道信号显示的水平速度,功能相当于记纹鼓的转速或描笔式记录仪的走纸速度,如 1s/div 表示每秒扫描显示 1 大格。

③ 灵敏度:调节放大器的放大倍数,调节通道信号显示的垂直幅度,功能相当于示波器的"Y 增益"。显示信号太大或太小时,可相应地减小或提高灵敏度。

④ 时间常数:用于调节放大器高通滤波器的时间常数,它与高通滤波器的低频截止频率成反比关系。高通滤波器用来滤除信号的低频成分,信号的有效成分频率越高,应选择的时间常数越小。

⑤ 滤波频率:用来滤除信号的高频成分。当信号有效成分频率较低时,应选择低的滤

波频率,以滤除高频干扰。

　　(4)　监视参数区

　　①　通用实时测量:有"全屏"和"快速"两种模式。全屏:点击该按钮后,在相应的通道左上部将实时显示当前屏波形的最大值、最小值、平均值和峰峰值(最大值与最小值之差)。快速:点击该按钮后,在相应的通道左上部将实时显示两大格内最新波形的最大值、最小值、平均值和峰峰值(最大值与最小值之差)。

　　②　专用实时测量:可自动测量呼吸、脉搏、血压等多种信号。选定所要测量的项目后,在弹出的对话框中设定时间长度,则系统将定时在所选通道左上角显示上述时间间隔内的测量结果。

　　③　静态统计测量:可选择张力、压力、呼吸、生物电等项目进行统计测量。在各对话框中选定的测量参数,并选定范围,系统将自动在数据板中显示相应测定结果。

　　此外,还可专门进行心电测量、放电统计、计滴统计、脑电图分析等。以心电测量为例,选择心率自动测量,则根据一屏心电图自动计算心率;选择时间-心率曲线图,则可绘制心率随时间变化的曲线;选择心电图标准化测量,则可测定心电图的 P 波峰值、R 波峰值、T 波峰值、P-R 间期、Q-R-S 间期、Q-T 间期、S-T 间期等参数。

　　3.　"示波"菜单命令

　　(1)　开始示波▶

　　开始采集波形并实时显示波形。

　　(2)　开始记录⊡

　　将波形在实时显示的同时实时记录到硬盘上。

　　(3)　暂停记录⏸

　　暂停记录,再次点击则继续记录(同一文件)。

　　(4)　停止记录⏹

　　停止记录采样波形。

　　(5)　记滴🖊

　　弹出"记滴"对话框。

　　(6)　刺激🖊

　　弹出"刺激器"对话框。

　　4.　"文件"菜单命令

　　菜单中的命令主要用于新建、打开、保存、打印文件,其用法与 Office 相似。

　　(1)　打开🗁

　　打开一个以前存储的文件供分析处理等。

　　(2)　保存💾

　　将波形保存到它的当前的文件名和目录下。当第一次保存时,记录分析仪显示"另存为"对话框以便对要保存的文件命名。

　　(3)　另存为(建议使用)

　　保存并命名文件。显示"另存为"对话框以便命名文件。

（4）存当前画面为

保存通道当前屏幕显示的波形。

（5）删除当前子文件

删除当前屏所在的子文件。一个实验项目可能记录了不止一个波形，有多个波形，每个记录波形就是一个子文件。

（6）存当前子文件为

当记录文件包含多个子文件时，将当前屏所在的子文件存为一个新的记录文件，以便以后单独使用。

（7）打印模式设置

① 当前页整体打印：用于打印当前页中任意一个通道或所有通道的信号。

② 当前页一分四打印：将当前波形按纸张 25％ 比例，一次打印四份在同一张纸上。

③ 连续页所有通道打印：将若干页的波形连续地打印。

④ 连续页单通道打印：在"通道号"中指定某一通道，选中"多行"，则将该通道波形连续打印四行再换页；反之，则打印一行即换页。

⑤ 单独打印实验信息：将"实验评注"内容与实验波形分页打印。

（8）打印

打印一个文档。在此命令提供的打印对话框中，可以指明要打印的页数范围、副本数、目标打印机以及其他打印机设置选项。

（9）打印预览

在屏幕上按被打印出的格式显示文档。

（10）退出

退出记录分析系统。

5."编辑"菜单命令

点击"数据编辑"命令后才能使用。

（1）数据编辑

在通道中直接对波形（数据）进行编辑。选取此命令后，按住鼠标左键并拖动鼠标即可选取任意范围需要编辑的波形（选中的波形背景颜色为黑色），此时，可对波形进行处理，以便保存和打印。注意：数据编辑改变了所采集的原始数据位置，如仅需剪贴和编辑图形，可用鼠标捕捉功能将图形复制到 Word 文档或波形图板中。

（2）剪切

将当前被选取的数据段从文档中删除。

（3）撤销

恢复上一步数据剪切工作。

当无效波形段较少时，可用以上两个命令保留有效波形。

（4）选择剪接区域

选取一段波形后点击该键，以确定波形。反复操作即可选取多段欲保留波形段。

（5）显示剪接结果

当选取完欲保留波形段后点击该键，即可将所选取的波形段自动连接并显示。

当有效波形段较少时，可用以上两个命令保留有效波形。

（6）还原

用于恢复已剪切或剪接的波形。该功能主要是为了避免误操作时将有效波形段除掉。

（7）显示连接点标记

用于观测剪切或剪接波形时产生的接点位置。

6．"分析"菜单命令

（1）上一实验

在分析状态进入上一实验子项目。

（2）下一实验

在分析状态进入下一实验子项目。

（3）头实验

在分析状态进入头一个实验子项目。

（4）尾实验

在分析状态进入最后一个实验子项目。

（5）波形前移

按小键盘的"＋"键，或按"Shift"再按"＋"键，则可使波形前移一格或十格。

（6）波形后移

按小键盘上的"－"键，或按"Shift"再按"－"键，则可使波形后移一格或十格。

（7）标记查询 📭

在记录文件中打标记后，事后通过选择不同的查询方式，可找到标记所在位置，点击"查询"弹出对话框。

（8）开始反演 🔘

开始自动重复反演当前实验所记录的波形。

（9）停止反演

停止反演当前实验波形。

（10）鼠标捕捉 🔍

用于确定一个图形区域，并将该区域的图形复制下来。使用时，在欲复制的波形左上角单击鼠标左键，然后松开鼠标，在欲复制的波形右下角再单击鼠标左键，即可复制选取的波形。此后可在 Word 文档或波形图板中用粘贴功能粘贴该波形。

（11）面积测量 📈

界面出现"面积参数设置"的对话框，有三种方式可供选择：

① 正波：即零线以上波形的面积；

② 负波：即零线以下波形的面积；

③ 绝对值：即整个波形的面积。

方式选定后，用鼠标在需要测量的区域两端各点击一次即可完成该区域的面积测量。

（12）区域测量 📊

用鼠标在需要测量的区域两端各点击一次，则系统自动测量两点间的时间（区域时间），以及该区域内的信号最小值、最大值、峰-峰值、平均值，并将数据自动粘贴在数据板上。

（13）周期测量 ⏺

用鼠标左键在一段波形上选择两个连续的波峰（或波谷），各点击一次，这时再点击鼠标右键即可测量出这段波形的周期、频率和波动率。

（14）显示测量信息 ![icon]

可通过点击"工具"按钮关闭或打开数据板。用于显示测量数据，同时也可以在此框中增删文字，做实验笔记，并可单独以文本文件存盘。

1.9.2　配套外部设备

1. 常用的信号输入设备

常用的信号输入设备有以下几种（图1-44）：

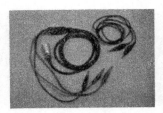
a. 生物电引导电缆

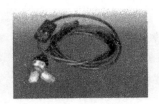
b. 压力换能器

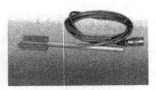
c. 肌肉张力换能器

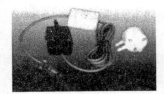
d. 流量换能器

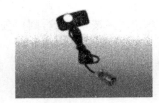
e. 指端脉搏换能器

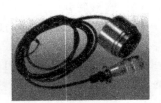
f. 心音换能器

图1-44　常用的信号输入装置

（1）生物电引导电缆

包括正极、负极和无关电极，连接蛙钉或金属针，用于动物心电图的记录；与肢体导联夹、体表电极和电缆延长线配合使用，可用于心电、神经干动作电位等电信号的引导。

（2）压力换能器

可测定动脉血压、静脉血压、心室内压、颅内压等压强信号。

（3）张力换能器

常用的有量程为30g、100g两种型号，主要用于测量肌张力、膈肌运动等。使用时需配合使用铁架台和微调位移固定器。

（4）流量换能器

用于测量动物的呼吸流量，由呼吸流量头和差压换能器组成。

（5）脉搏换能器

有压电式和光电式两种类型，能记录外周脉搏压力的变化。可用于脉搏测定、科罗特科夫氏音记录，也可用于小动物的呼吸活动记录。

（6）心音换能器

用于测量心音信号，有金属外壳和塑料外壳两种类型，金属外壳者可隔衣测量。

2. 常用的刺激输出设备

常用的刺激输出设备有以下两种(图1-45):

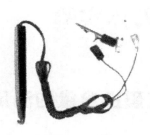
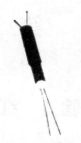

a. 保护刺激电极   b. 蛙心刺激电极

图1-45 常用的信号输出装置

（1）保护刺激电极

正、负电极大部包埋在绝缘材料中,与输出电缆配合使用。专门用于对分离的神经施加电刺激。

（2）蛙心刺激电极

有两根富有弹性和柔性的金属电极,与输入或输出电缆配合使用。可用作蛙心刺激电极,也可作为泌尿实验中的记滴器。

3. 外部设备

除上述专门设备外,目前的生理学实验系统还需要电脑、打印机等外部设备。随着计算机技术和网络技术的快速发展,数字化、网络化、实验虚拟化等也成为现代实验技术的发展趋势。

第二章　生理学人体实验

实验1　红细胞计数及血红蛋白含量的测定

【实验目的】

1. 掌握红细胞人工计数的方法；
2. 掌握氰化高铁血红蛋白比色法测定血红蛋白含量的方法。

【实验原理】

将血液中血细胞用一定倍数的等渗盐水稀释后，置于血细胞计数板的计数室内，在显微镜下计数一定容积血液中的红细胞个数，再将所得结果换算为 $1mm^3$ 血液中的红细胞个数。血红蛋白被高铁氰化钾氰化，高铁血红蛋白（Hi）再与氰结合成稳定的棕红色氰化高铁血红蛋白（HiCN），在规定波长和液层厚度下，具有一定的吸光度值，根据吸光系数，可求得单位体积内的血红蛋白含量。

血细胞计数板的结构（图 2－1）为：计数板是一块特制的长方形厚玻璃板，面板的中部有 4 条直槽，内侧两槽中间有一条横槽把中部隔成两个长方形的平台。此平台比整个玻璃板的平面低 0.1mm，当放上盖玻片后，平台与盖玻片之间的距离（即高度）为 0.1mm。平台中心部分各以 3mm 长、3mm 宽精确划分为 9 个大方格，称为计数室，每个大方格面积为 $1mm^2$，体积为 $0.1mm^3$。四角的大方格，又分为 16 个中方格，适用于白细胞计数。中央的大方格则由双线划分为 25 个中方格，每个中方格面积为 $0.04mm^2$，体积为 $0.004mm^3$。每个中方格又各分成 16 个小方格，适用于红细胞计数。

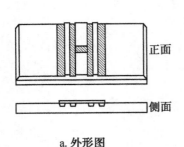

a. 外形图　　　　　　　　　　　b. 细胞计数室

图 2－1　血细胞计数板外形及细胞计数室

【实验器材与药品】

显微镜，分光光度计，血细胞计数板，血红蛋白吸管，1ml、5ml 吸管，一次性采血针，酒精棉球；

红细胞稀释液，血红蛋白转化液，95％酒精。

【实验步骤】

1. 配制相关试剂

① 红细胞稀释液的配制：

NaCl(维持渗透压)	0.5g
Na_2SO_4(使溶液相对密度增加,红细胞均匀分布不易下沉)	2.5g
$HgCl_2$(固定红细胞并防腐)	0.25g
蒸馏水	至100ml

② 血红蛋白转化液(HiCN 试剂)的配制：

氰化钾(KCN)	50mg
高铁氰化钾($K_3[Fe(CN)_6]$)	200mg
无水磷酸二氢钾(KH_2PO_4)	140mg
Triton X-100 或 Tween-80	1.0ml
蒸馏水	至1000ml

此溶液为淡黄色透明液,可贮存在棕色瓶中放室温下保存。如果变混、变绿,不可再用。

2. 用 5ml 移液器吸取 3.98ml 红细胞稀释液,放入另一试管备用,再将制备好的血红蛋白转化液 5ml 加入一带塞试管内。

3. 用采血针在无名指端采血,用干棉花拭去第一滴血,待第二滴血自然流出一大滴时,用血红蛋白吸管吸取 $20\mu l$ 血液,仔细将吸管尖端外面的血液拭去,加到相应的红细胞稀释液中,轻轻摇匀备用。再次吸取 $20\mu l$ 血液,在测定血红蛋白浓度的试管中用吸管在转化液中吸吹 3 次以上,迅速盖紧试管,颠倒混匀 10 次,放置 5min 备用。

4. 将盖玻片放在计数板正中,用小吸管吸取摇匀的释液血液,将一小滴加在盖玻片边缘的玻片上,使其借毛细血管现象而自动流入计数室内。如滴入过多,血液溢出并流入两侧深槽内,会使盖玻片浮起,体积改变,从而影响计数结果,因此需用滤纸片把多余的溶液吸出。

5. 血液稀释液滴入计数室后,须静置 2~3min,然后在高倍镜下计数。计数红细胞时,数中央大方格的四个角的 4 个中方格和中央的 1 个中方格(共 5 个中方格)的红细胞总数。计数时应循一定的路径,对横跨刻度上的血细胞,依照"数上不数下,数左不数右"的原则进行计数。计数红细胞时发现中方格的红细胞数目相差 20 个以上,表示血细胞分布不均匀,必须把稀释液摇匀后重新计数。

6. 计算红细胞数

将中央大方格中的 5 个中方格内数得的红细胞总数乘以 10000,即得 $1mm^3$ 血内的红细胞总数。这是因为：

① 红细胞稀释液 3.98ml 加入血 $20mm^3$(即 $20\mu l$),使血细胞稀释 200 倍,换算成未稀释血时应乘以 200。

② 在计数室内只计数 $0.02mm^3$(即 1 个中方格的容积为 $0.2\times0.2\times0.1=0.004mm^3$,5 个中方格的容积为 $0.004\times5=0.02mm^3$),换算成 $1mm^3$ 时应乘以 50。

③ 把 5 个中方格内数得的红细胞总数乘以 10000(即 $200\times50=10000$)即得 $1mm^3$ 血内的红细胞总数。

7. 将分光光度计调至波长 540nm 处,比色杯口径为 1.0cm,以 HiCN 试剂或蒸馏水为空白,测定吸光度(A),计算得到血红蛋白含量。

血红蛋白含量的计算公式为：

$$血红蛋白含量（g/L）＝测定管的吸光度×367.7$$

【注意事项】

1. 用采血针穿刺后,拭去第一滴血,再采血做测定,操作应迅速;采取标本后尽快计数,以免影响结果。

2. 血液加入红细胞稀释液内要充分混匀,滴入计数室后要静置2～3min。室温高时注意保持计数室周围温度,以免水蒸发而影响计数结果。

3. 分光光度计必须校正波长和灵敏度,并制定标准曲线。

【思考题】

1. 红细胞稀释液各成分的作用是什么？

2. 在操作过程中,哪些因素可影响血细胞计数的准确性？

实验 2 ABO 血型的测定

【实验目的】

1. 观察红细胞凝集现象;

2. 学习鉴定血型的方法;

3. 掌握 ABO 血型鉴定的原理。

【实验原理】

ABO 血型以红细胞膜表面有无 A、B 凝集原及凝集原(抗原)的种类来划分。在 ABO 血型系统中还包括血浆中的凝集素。当 A 凝集原(抗原)与抗 A 凝集素(抗体)相遇,或 B 凝集原(抗原)与抗 B 凝集素(抗体)相遇时,将发生特异性的免疫反应,使红细胞凝集成团簇,如图 2-2 所示。因此,可用已知标准 A、B 抗血清中的凝集素(或标准抗体)来测定受试者红细胞膜上未知的凝集原,根据是否发生红细胞凝集反应来鉴定 ABO 血型。

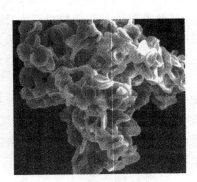

图 2-2 扫描电子显微镜下的红细胞凝集

【实验器材与药品】

显微镜,一次性灭菌采血针,双凹载玻片,1ml、5ml 移液器,碘酒棉球,干棉球,油性记号笔;

A 型和 B 型标准抗体,生理盐水。

【实验步骤】

1. 取干净双凹载玻片一块,用油性记号笔在两端分别标明 A、B 字样。

2. 在 A 端、B 端凹面中央分别滴 A 型和 B 型标准抗体各一滴。

3. 红细胞悬液的制备:消毒耳垂或左手无名指指端后,用采血针刺破皮肤,将 1 滴血加入 0.5ml 生理盐水中,稀释制成 3％～5％的红细胞悬液。如血滴较小,则生理盐水的量也要相应减少。

4. 红细胞凝集反应的鉴别:在滴加的 A、B 抗体上分别用移液器滴加 1 滴红细胞悬液,轻轻转动玻片,使其分别与 A 型和 B 型标准抗体充分混匀。放置 1~2min 后,用肉眼观察有无凝集现象。肉眼不易分辨者应用低倍显微镜观察。根据有无凝集现象判定血型。

鉴别办法:肉眼观察,反应 1~2min 后,轻轻转动玻片,如见鲜红色的斑点或液滴形成,说明红细胞发生凝集。如果现象不明显或无法判断,则在低倍显微镜下观察,如见如图 2-3 所示的红细胞团簇,判为红细胞凝集。

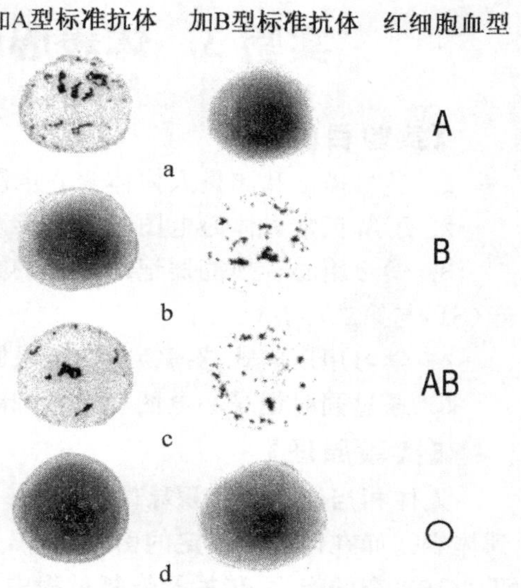

图 2-3　红细胞血型鉴定结果示例

【注意事项】

1. 采血过程必须严格消毒,以防感染。

2. 采血针一次性使用,用后即投入专门的容器内。

3. 移液器的一次性枪头必须做到即用即弃。

4. 两种标准血型抗体绝对不能混淆。

5. 用过的双凹载玻片应当立即投入指定的收集容器,以便进行专门消毒处理。

6. 实验结束后,每位实验者均应清理实验台面。受试者应当将医用废弃物(如碘酒棉球、干棉球等)立即投入指定的专用垃圾箱。

7. 反应以 4℃时最强,但是为了防止冷凝集的干扰,一般在室温(20~24℃)下进行,37℃下反应会减弱。

8. 红细胞悬液过浓或过淡,使抗原抗体比例不适当,可影响判断。过浓时应再加入标准血型抗体稀释;过淡时应当用显微镜检查。

9. 采血后应当及时用酒精棉球擦拭血迹,然后将穿刺部位用创可贴加以保护。

【思考题】

1. 根据自己的血型推断,你能接受什么型血?又能输血给何种血型的人,为什么?

2. 按照临床检验操作规程规定,ABO 血型鉴定需要做正反定型。所谓正定型,是指用标准抗 A 和抗 B 分型血清来测定红细胞上有无相应的 A 抗原和(或)B 抗原;所谓反定型,是指用标准 A 型细胞和 B 型细胞来测定血清中有无相应的抗 A 和(或)B 抗体。据此填写表 2-1 中受试者血型。

表 2-1　血型鉴定结果表

标准血清＋受试者红细胞			受试者血型	受试者血清＋试验红细胞		
抗 A	抗 B	抗 A＋B		A 细胞	B 细胞	O 细胞
＋	－	＋		－	＋	－
－	＋	＋		＋	－	－
－	－	－		＋	＋	－
＋	＋	＋		－	－	－

(＋表示发生红细胞凝集;－表示不凝集)

3. 上述正反定型使用的红细胞悬液能否取血液直接用生理盐水稀释来制备?为什么?

实验 3　体表心电图、心音和脉搏的记录

【实验目的】

1. 学习描记和测量人体体表心电图的基本方法；
2. 了解正常人体心电图三个波形及两个间期的生理意义；
3. 学习用心音换能器记录心音的方法，了解正常心音的产生机制和特点，识别第一心音（S1）与第二心音（S2）；
4. 学习用压电式脉搏换能器记录脉搏的方法，测量正常脉搏率；
5. 通过同时记录心电图、心音和脉搏，理解心脏电变化和心动周期之间的内在联系。

【实验原理】

人体相当于一个容积导体，心脏兴奋时产生的生物电变化，通过心脏周围容积导体传导到体表。如在体表按一定的引导方法，可将心脏电位变化记录下来，即心电图。心电图反映了心脏兴奋的产生、传播及恢复过程中规律性的生物电变化。由于引导电极位置和导联方式不同，心电图的波形可有所不同，但一般都有 P、QRS 和 T 三个波及 P-R、Q-T 两个间期（图 2-4）。P 波代表心房去极化过程；QRS 波群反映了心室去极化过程；T 波则表示心室复极化过程。P-R 间期为心房兴奋传导至心室兴奋所需要的时间；Q-T 间期表示心室开始去极化到完成复极，恢复到静息电位所需要的时间。

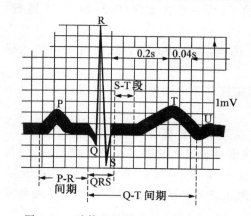

图 2-4　肢体 Ⅱ 导联记录的体表心电图

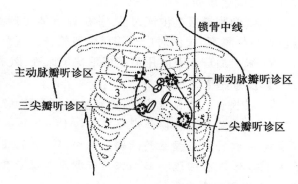

图 2-5　人体主要的心音听诊区

心音是由于心肌收缩、瓣膜关闭、血流冲击血管壁以及形成的涡流引起机械振动而产生的声音。将心音换能器置于受试者胸壁心前区位置，可记录到心音波。在每一个心动周期中，通常可记录到两个心音，即 S1 和 S2。S1 表示收缩期开始，其音频低（25～40Hz），持续时间较长（0.12s），在心尖部最易记录到，它的产生主要是由于房室瓣关闭；S2 标志舒张期开始，其音频高（50Hz），持续时间较短（0.08s），在心底部最易记录到，它的产生主要是由于半月瓣关闭。

常用的心音记录部位（即听诊区，如图 2-5 所示）有：① 二尖瓣听诊区：左锁骨中线内侧第五肋间处（心尖搏动处）；② 三尖瓣听诊区：胸骨右缘第四肋间处或胸骨剑突下；③ 主动脉瓣听诊区：胸骨右缘第二肋间处（主动脉瓣第一听诊区）或胸骨左缘第三、四肋间（主动

脉瓣第二听诊区);④ 肺动脉瓣听诊区:胸骨左缘第二肋间处。

在每个心动周期中,动脉内的压力发生周期性的波动。这种周期性的压力变化可引起动脉血管发生搏动,称为动脉脉搏。将压电式脉搏换能器与 RM6240 生理信号采集处理系统连接使用,能记录外周脉搏压力的变化。

动脉脉搏的波形可因描记方法和部位的不同而有差别,但一般都包括上升支、下降支。主动脉脉搏下降支上有降中峡和降中波。

【实验器材与药品】

RM6240 生理信号采集处理系统,标准肢体导联电极,心音换能器,脉搏换能器;
电极膏或生理盐水,75％酒精。

【实验步骤】

1. 受试者解开上衣,静卧或静坐在检查者对面。

2. 将 RM6240 生理信号采集处理系统的通道 1 和心电图电缆相连。在 RM6240 菜单中选择"帮助"→"实验参考手册"→"实验八、心电图实验",按其中介绍的心电图Ⅱ导联的连接方式安放导联线。

3. 将 RM6240 生理信号采集处理系统的通道 2 和心音换能器相连。将心音换能器分别置于受试者胸壁皮肤上,选择二尖瓣、肺动脉瓣、主动脉瓣或三尖瓣听诊区之一,准备记录心音。

4. 将脉搏换能器轻轻环绕于手指端,将脉搏换能器另一端与 RM6240 生理信号采集处理系统的通道 3 相连。

5. 开启系统,将通道 1、2、3 分别设置为心电、心音、脉搏,调节扫描速度均为 80ms/div,关闭通道 4。同时记录正常状态下的心电图、心音和脉搏曲线(图 2-6)。注意:要在记录的曲线上注明心音听诊区。

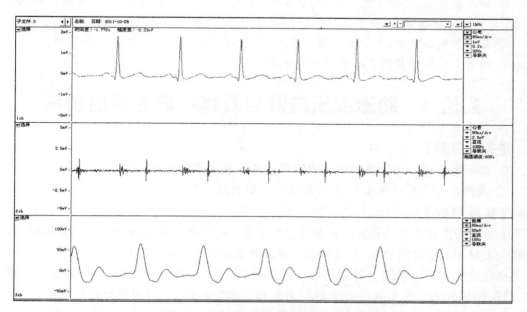

图 2-6 心电、心音和脉搏同步记录示例

6. 心电图分析

① 辨认 P 波、QRS 波群、T 波及 P－R 间期、Q－T 间期、S－T 段,并标注在打印的心电图上。

② 用分析菜单下的"区域测量"功能,测量肢体 Ⅱ 导联心电图的 P、QRS 及 T 波的电压幅值和 P－R、Q－T 间期时间。或在界面的通道左侧"选择"菜单中选择"心电测量"→"心电图自动测量",或"心电图标准化测量",或"心电图自动统计测量"。

③ 测定心率:将相邻两个心动周期的 R－R 间期测定值代入下述公式:

$$心率(次/min) = \frac{60}{R－R 间期(s)}$$

④ 根据一定时间内的脉搏次数,计算每分钟的脉搏次数,即脉搏率。

【注意事项】

1. 描记心电图时,受试者应尽量放松,冬季气温低时应注意保暖,避免因寒冷产生肌电干扰。电极要紧贴皮肤,防止记录过程中电极脱落。

2. 测量波幅幅值时,向上波应测量基线上缘至波峰顶点的距离;向下波为基线下缘至谷底的距离。

3. 环境应保持安静,如果呼吸音影响心音波时,可嘱咐受试者暂停呼吸。

4. 心音换能器要紧贴胸壁皮肤,不要隔着衣服。

5. 注意保护换能器。

【思考题】

1. 本实验中测定的心率和脉搏率分别是多少? 两者是否相等? 为什么?

2. 正常心电图各波和间期分别代表什么? 心电图可以反映出哪些信息?

3. 如果被试者有肢体运动或肌肉紧张,会对记录的心电图波形造成何种影响? 为什么?

4. 从记录的曲线中,反映出心脏电变化、心音和脉搏三者之间有何内在联系?

5. 心音听诊和脉搏听诊分别有何临床意义?

实验 4　动脉血压的测定及其影响因素的观察

【实验目的】

1. 学习并掌握人体间接测压法的原理和电子血压计的使用方法;

2. 观察在正常生理情况下,某些因素对动脉血压的影响。

【实验原理】

动脉血压即指流动的血液对动脉管壁的压强。一般所说的动脉血压是指主动脉压。由于在大动脉中血压降落很小,故通常以上臂肱动脉血压代表主动脉压。

测量肱动脉的收缩压与舒张压时一般采用血压计和听诊器结合的 Korotkoff 氏听诊法,即根据从外表压住动脉所必需的压力来测定该动脉的血压,测定原理如图 2－7 所示。通常血液在血管内流动时并没有声音,如果血流经过狭窄处形成湍流,则可发出声音;当用橡皮气球将空气打入缠缚于上臂的袖带内使其压强超过收缩压时,由于完全阻断了肱动脉内的血流,所以此时再以听诊器探头按于被压的肱动脉远端听不到任何声音,也触不到桡动脉的脉搏。如徐徐放气减低袖带内压,当其压强低于肱动脉的收缩压而高于舒张压时,血液将断断续续地流过受压的血管,形成湍流而发出声音,此时即可在被压的肱动脉远端听到声音,也可触到桡动脉脉搏;如继续放气,以致外加压强等于舒张压时,则血管内血流便由断续变为连续,声音突然由强变弱或消失。因此,动脉内血流刚好发出声音时的最大外加压强相当于收缩压,而动脉内血流声音突然消失时的外加压强则相当于舒张压。

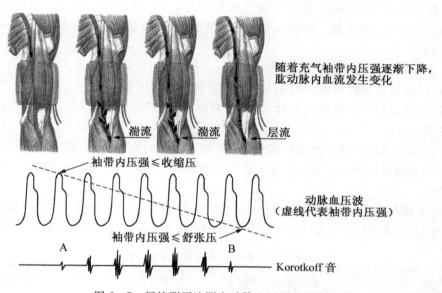

图 2-7　间接测压法测定动脉血压原理示意图

电子血压计也是基于上述原理,袖带自动充气和放气,压力传感器会自动测量袖带内的压强,以及由于肱动脉血流的变化而引起的微小压强变化。与水银血压计相比,其先进之处是整个测量过程自动化,使用者只需按下"开始"、"停止"按钮即可完成测量。

【实验器材与药品】

电子血压计(或水银柱血压计);
冰水。

【实验步骤】

1.血压计的使用方法

(1)臂式电子血压计(图 2-8)的使用方法:受试者脱出一衣袖,静坐 5min 以上。按照说明书上规定的测量坐姿,保证臂带的位置与心脏位置水平。将左臂(或右臂)穿入臂带。在接通电源的状态下,按下"开始"按钮,血压计自动进行测量,显示测量结果后结束,记录血压和心率数据。

(2)腕式电子血压计的使用方法:受试者脱出一衣袖,静坐 5min 以上。使肘关节与心脏在同一水平,上臂伸直略外展。袖带气囊紧贴皮肤,下缘距肘弯横纹 2～3cm,不要过紧或过松。

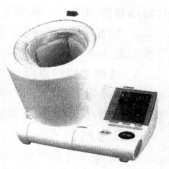

图 2-8　臂式电子血压计

（3）水银柱血压计的使用方法：受试者脱出一衣袖，静坐 5min 以上。松开血压计橡皮球螺丝，驱出压脉带内残留气体，再旋紧螺丝。受试者将前臂平放于桌上，与心脏在同一水平位，手掌向上，将充气袖带缠在该上臂，其下缘至少在肘关节上 2cm，松紧适宜（以能自由伸入一根食指为宜）。将听诊器耳件塞入外耳道，其弯曲方向与外耳道一致，即略向前弯曲。在肘窝内侧先用手指触及肱动脉脉搏，将听诊器胸件放在其上，测量收缩压和舒张压。

2. 实验观察

（1）体位对血压的影响：体位改变反映重力对血液的影响发生变化，通过对血压的调节，保持适宜的器官血流量。建议由坐位改为立位，或由立位改为坐位，条件允许时，也可由坐位改卧位。

（2）呼吸对血压的影响：

① 让受试者做缓慢的深呼吸 1min，而后即刻测量血压。

② 让受试者做一次深吸气后紧闭声门，对膈肌和腹肌施以适当的压力，在可能坚持的时间内测量血压。

（3）比较运动前后动脉血压的变化：让受试者做短时剧烈运动，测定运动前后的血压。

（4）冷刺激对血压的影响：令受试者的手浸入 4℃ 左右的冷水中至腕部以上，30s 后开始测量血压。

3. 将上述测定结果分别填入下表，比较体位、呼吸、运动、冷刺激等因素对动脉血压（收缩压/舒张压）的影响，注意写明血压单位（mmHg 或 kPa）。可记录心率变化作为参考。

表 2-2　动脉血压测量结果记录表

项　　目	实验前血压值	实验后血压值	血压变化
（1）坐位改为立位			
（2）深呼吸			
（3）屏气			
（4）短时剧烈运动			
（5）冷水刺激			

【注意事项】

1. 左右臂均可测量动脉血压。整个实验过程中各项目可交替用左右臂测量，但是同一观察项目需用同一手臂测量。

2. 如各项目均用同一手臂，每次测量之后应从臂带中取出手臂，放松 5min 后方可进行下次测量。

3. 使用水银柱血压计与听诊器测量血压，应在安静环境中进行；受试者应脱去衣袖，以免袖口过紧阻碍血液循环；充气时不要太快，汞柱不宜上升太高；重复测量时，应让汞柱回到零位后再测；听诊时将听诊器放于肘部肱动脉搏动处，不可塞在袖带下。

【思考题】

1. 成年人的正常血压值是多少？你所测的血压值是否正常？如不正常，可能有哪些原因？

2. 肱动脉测得的动脉血压是否准确反映主动脉血压？为什么？

3. 统计全班同学的测量结果,比较男生和女生的动脉血压值有何差异,并分析可能的原因。

4. 在左臂和右臂测定的动脉血压值是否相等? 为什么?

实验 5 肺通气功能指标的测定

【实验目的】

1. 了解肺活量、时间肺活量、最大通气量的测定原理;

2. 学习用呼吸流量换能器和生理信号采集处理系统测定人体肺活量、时间肺活量和最大通气量的简易方法。

【实验原理】

机体维持正常的新陈代谢,必须不断地消耗氧气,产生二氧化碳。肺则通过不断通气活动,实现机体与环境之间上述气体的交换。

肺活量指最大吸气后从肺中所能呼出的最大气体量,等于潮气量、补吸气量、补呼气量三者之和。正常成年男性的肺活量约为 3500ml,女性为 2500ml。用力肺活量则是指以最快速度尽力呼气时,一次所能呼出的气体量。其中,第 1s、2s、3s 内所呼出的气体量占肺活量的百分比,分别称为第 1s、2s、3s 的时间肺活量,对于正常成年人分别为 83%、96%、99%。

肺通气量(每分通气量)指每分钟吸入或呼出肺的气体总量,等于潮气量乘以呼吸频率。正常成年人平静呼吸的呼吸频率为 12～18 次,潮气量约为 500ml,则每分通气量为 6000～9000ml。以最快速度、最大深度呼吸时的每分通气量为最大通气量。为方便测定,可先测定 15s 的最大通气量,再换算出每分最大通气量。

通气功能的储备可以用以下公式来计算:

$$通气储备百分比(\%)=\frac{每分最大通气量-每分通气量}{每分最大通气量}\times 100\%$$

正常成年人的通气储备百分比≥93%。

临床上一般用肺量计测定人体肺容量和肺通气指标,来评定肺的通气功能。在实验室,可用呼吸流量换能器和生理信号采集处理系统,配合人体专用的流量头和口嘴,来测定人体肺通气的几项基本指标。

【实验器材与药品】

RM6240 生理信号采集处理系统,呼吸流量换能器,配套的人体测定专用流量头及口嘴,鼻夹;

消毒棉球。

【实验步骤】

1. 连接呼吸流量换能器与生理信号采集处理系统。在输入通道的控制参数区里选择通道模式"流量 ml/s(300L)"。

2. 受试者采取舒适放松的姿势,闭眼静坐;用牙齿咬住口嘴,使口嘴的末端位于口腔前庭的位置,用鼻夹夹鼻。受试者练习用口呼吸,避免从鼻孔或口角漏气。适应 1min。

3. 记录平静呼吸的流量曲线约 1min。

4. 让受试者做最大程度深吸气,屏气 1s 后,再以最快的速度用最大的力量做最大限度的深呼气,直到呼尽为止,记录呼吸曲线。

5. 让受试者做最深最快的呼吸,持续约 15s,记录呼吸曲线。

6. 让受试者做 1min 剧烈运动,记录呼吸曲线。

7. 呼吸曲线的数据测量和肺通气功能指标的计算:

① 利用"分析"菜单中的"面积测量"工具,测量潮气量、补吸气量、补呼气量;利用其中"区域测量"工具测量每分呼吸频率;从而计算平静呼吸的每分通气量(等于潮气量与呼吸频率的乘积)。

② 利用"分析"菜单中的"面积测量"工具,测定 15s 内最大最深呼吸时的一次呼气或吸气的通气量;计算每分最大通气量。

③ 由①和②的结果计算通气储备百分比。

④ 打开通道左侧"选择"项下的"静态统计测量",选"呼吸"项"用力肺活量"工具,测定第 1s、2s、3s 时的肺活量。

【注意事项】

1. 口嘴使用前必须消毒,不可交叉使用。

2. 每一项测定完成后,应让受试者平静呼吸几次,然后再测下一个指标。

【思考题】

1. 根据你的数据结果,比较分析肺活量和时间肺活量有何不同。

2. 平静呼吸和运动后呼吸的肺通气功能指标有什么不同?为什么?

3. 用用力肺活量评价肺通气功能是否优于肺活量?为什么?

实验 6 瞳孔反射

【实验目的】

1. 证明瞳孔反射的存在;

2. 了解瞳孔反射的反射途径。

【实验原理】

瞳孔反射包括瞳孔对光反射和瞳孔近反射。瞳孔对光反射是指当光线照射一侧瞳孔视网膜时,通过反射不仅使同侧瞳孔缩小(直接对光反射),而且对侧瞳孔也缩小(间接对光反射)。反射过程为:当强光照射视网膜时产生的冲动经视神经、视束,经外侧膝状体内缘,传到四叠体顶盖前区更换视神经元,由此发出的纤维到达动眼神经缩瞳核,换神经元后,发出纤维到达睫状节,再换神经元后发出睫状短神经,支配瞳孔括约肌,使瞳孔缩小。

在眼调节中,当注视近物时,可通过反射引起瞳孔缩小。瞳孔近反射途径为:视网膜传入冲动经视神经、视交叉和视束到丘脑外侧膝状体,投射到大脑皮层枕叶,再由额叶中央前回下行,经锥体束中的皮质-中脑束至中脑正中核,再达中脑缩瞳核,随后的传导通路与瞳孔对光反射相同。

【实验器材与药品】

手电筒。

【实验步骤】

1. 瞳孔对光反射

① 直接对光反射：先观察受试者两眼瞳孔是否圆形、对称等大（直径 2～3mm）。然后在光线暗处用电筒对准一侧瞳孔，突然打开电筒照射瞳孔，立即观察瞳孔直径的变化。同法检查另一侧瞳孔。试比较两侧瞳孔变化是否相同。

② 间接对光反射（互感现象）：实验者用手在鼻梁处隔开两眼视野，让受试者两眼直视远方，再用电筒只照射一侧瞳孔，观察另一侧瞳孔大小是否也有变化。同法检查另一侧瞳孔。

2. 瞳孔近反射

让受试者双眼注视正前方远处自己的食指。检查者观察其瞳孔的大小。令受试者专心注视自己的食指，并由远向近移至自己的眼前，同时观察受试者瞳孔和视轴的变化。

【思考题】

1. 由光亮处进入暗环境时瞳孔如何变化？试述反射过程。

2. 临床上为什么要检查瞳孔反射？

实验 7　视野的测定

【实验目的】

1. 学习视野计的使用方法和视野的检查方法；

2. 了解测定视野的意义。

【实验原理】

视野是单眼固定注视正前方时所能看到的空间范围，此范围又称为周边视力，也就是黄斑中央凹以外的视力。借助此种视力检查可以了解整个视网膜的感光功能，并有助于判断视觉传导通路以及视觉中枢的机能。正常人的视力范围在鼻侧和额侧较窄，在颞侧和下侧较宽，如图 2-9a 所示。在相同的亮度下，白光的视野范围最大，红光次之，绿光最小，如图 2-9b 所示。不同颜色视野的大小，不仅与面部结构有关，更主要的是取决于不同感光细胞在视网膜上的分布情况。

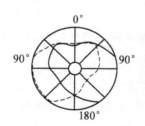

a. 双眼（左眼为虚线，右眼为实线）视野

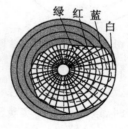

b. 单眼（右眼）视野

图 2-9　视野示意图

【实验器材与药品】

视野计，白色、红色和绿色视标，视野图纸，铅笔，遮眼板。

【实验步骤】

1. 视野计的结构和使用方法

弧形视野计(图2-10)是一块安在支架上的半圆弧形金属板,可围绕水平轴旋转360°。该圆弧上有刻度,表示由该点射向视网膜周边的光线与视轴之间的夹角。视野界线即以此角度表示。测定时,受试者的下颌置于托颌架上。托颌架上方附有眼眶托,测定时附着在受试者眼窝下方。另外,视野计附有不同颜色的视标,用于测定各种颜色的视野。

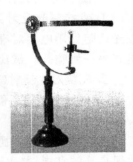

图2-10　视野计

2. 在明亮的光线下,受试者下颌放在托颌架上,眼眶下缘靠在眼眶托上,调整托架高度,使眼与弧架的中心点在同一条水平线上。遮住一眼,另一眼凝视弧架中心点,接受测试。

3. 实验者从周边向中央缓慢移动紧贴弧架的白色视标,直至受试者能看到为止。记下此时视标所在部位的弧架上所标之刻度。退回视标,重复测试一次,待得出一致的结果以后,将结果标在视野图的相应经纬度上。同法测出对侧相应的度数。

4. 将弧架一次转动45°,重复上述测定,共操作4次得8个度数,将视野图上8个点依次用直线相连,便得出白色视野的范围。

5. 同法分别测出该侧的红色、绿色视野,以及另一眼的白色、红色、绿色视野。

6. 分别将左眼、右眼的视野测定数据填入以下视野图,将各点依次用直线连起来。标明左/右眼、鼻/颞侧以及红、绿、白色。

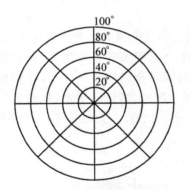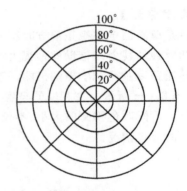

图2-11　视野测定结果(左图绘左眼视野图,右图绘右眼视野图)

【注意事项】

1. 在测试中,要求被测眼一直注视圆弧形金属架中心。

2. 测试视野时,以受试者确实看到视标为准,即测试结果必须客观。

【思考题】

1. 根据测定结果,什么颜色的视野范围最大?什么颜色的视野范围最小?为什么?

2. 一患者左眼颞侧视野、右眼鼻侧视野发生缺损,请判断其病变的可能部位。

3. 视交叉病变时,患者视野将会出现何种改变?为什么?

实验8 盲点的测定

【实验目的】

1. 证明盲点的存在；

2. 计算盲点所在的位置和范围。

【实验原理】

黄斑鼻侧约 3mm 处有一直径为 1.5mm 的淡红色区,为视盘,亦称视乳头,是视网膜上视觉纤维汇集向视觉中枢传递的出眼球部位,无感光细胞,故视野上呈现为固有的暗区,称生理性盲点。由于生理性盲点的存在,视野中也存在生理性盲点的投射区。根据物体成像规律,通过测定生理性盲点投射区的位置和范围,可计算出生理性盲点所在的位置和大小范围。

【实验器材与药品】

白纸,铅笔,黑色和白色视标,直尺,遮眼板。

【实验步骤】

1. 将白纸贴在墙上,受试者立于纸前 50cm 处,用遮眼板遮住一眼,在白纸上与另一眼相平的地方用铅笔划一"＋"字记号。令受试者注视"＋"字。实验者将视标由"＋"字中心向被测眼颞侧缓缓移动。此时,受试者被测眼直视前方,不能随视标的移动而移动。当受试者恰好看不见视标时,在白纸上标记视标位置。然后将视标继续向颞侧缓缓移动,直至又看见视标时记下其位置。由所记两点连线之中心点起,沿着各个方向向外移动视标,找出并记录各方向视标刚能被看到的各点,将其依次相连,即得一个椭圆形的盲点投射区,如图 2-12a 所示。

2. 根据相似三角形各对应边成正比定理,可计算出盲点与中央凹的距离及盲点直径,如图 2-12b 所示。

计算公式为：

$$盲点直径(mm)＝盲点投射区直径(mm)×(15/500)$$

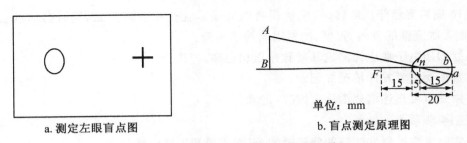

a. 测定左眼盲点图   b. 盲点测定原理图

图 2-12 盲点测定的方法(a)及原理(b)

参考值：生理性盲点投射区呈椭圆形,垂直径 7.5cm±2cm,横径 5.5cm±2cm。生理性盲点在注视中心外侧 15.5cm,在水平线下 1.5cm。

【思考题】

1. 在我们日常注视物体时,为什么感觉不到生理性盲点的存在?

2. 盲点检测有何临床意义?

实验 9　前庭反应的观察和测定

【实验目的】

1. 观察和测定眼震颤反应；
2. 观察和测定水平半规管感受器受到刺激后引起的前庭自主神经反应。

【实验原理】

人体头部在空间做旋转变速运动时，由于产生的角加速度的变化，引起前庭器官水平半规管感受器的兴奋，在产生人体的空间位置感觉与变速感觉的同时，也产生前庭反应，如眼震颤、前庭自主神经反应等。

眼震颤：当人体头部逆时针旋转时，由于内淋巴液的惯性，使左侧半规管壶腹嵴的毛细胞受到的刺激增强，而右侧的半规管受到的刺激减弱，从而反射性地引起部分眼外肌的兴奋和另一部分的抑制，观察到眼球运动的慢动相和快动相交替出现。先观察到两侧眼球缓慢向右移动，即慢动相；当眼球移动到眼裂右侧端时，又突然快速向左移动，即快动相；如此反复交替。当旋转变为匀速运动时，由于加速度为零，毛细胞所受刺激消失，眼震颤停止。当旋转突然停止时，眼震颤重新出现，但是方向与旋转运动开始时相反。

前庭反应还包括前庭自主神经反应，如心率、血压、呼吸频率、汗腺分泌、消化道活动等的改变。

前庭反应的强度与前庭器官所受的刺激强度有关，并与个体前庭器官功能稳定性有关。

【实验器材与药品】

旋转椅，电子血压计，秒表。

【实验步骤】

1. 让受试者端坐在转椅上，平静 3min 后，用电子血压计测定其动脉血压和心率。
2. 受试者闭眼，头部向前倾 30°。实验者转动转椅，以约 1 周/2s 的速度均匀地单方向旋转 10 周（约 20s）。
3. 10 周后突然停止旋转（头仍然保持前倾位），让受试者睁开眼，同时启动秒表，观察记录受试者眼震颤的方向、强度、次数以及持续时间。
4. 立即用电子血压计测定其动脉血压和心率，记录。
5. 观察受试者发汗情况并记录。
6. 由受试者自述消化道反应情况，记录。

【注意事项】

1. 实验者应控制好转椅的旋转速度，可在实验测定前训练节奏。
2. 实验中应让受试者坐稳。旋转过程中和旋转结束后应注意保护，以免受试者因为眩晕而跌下来。
3. 实验时每小组 3 人，其中 1 人为受试者，2 人为实验者。3 人轮流受试。
4. 为了做到及时和准确测定前庭自主神经反应，可在旋转前提前将电子血压计套在受试者手臂上规定部位。旋转停止后，立即开始测定。另一实验者准备好秒表，做好测定眼震颤的准备。

【思考题】

1. 为什么实验中旋转时要让受试者头部向前倾 30°？

2. 为什么会出现前庭自主神经反应？

3. 你的测试结果与他人是否相同？分析可能的原因。

第三章　生理学动物实验

实验 10　刺激强度和频率对骨骼肌收缩的影响

【实验目的】

1. 学习急性实验的基本实验方法；
2. 掌握蛙类坐骨神经-腓肠肌标本的制备方法；
3. 通过记录腓肠肌的收缩曲线,明确阈下刺激、阈刺激、阈上刺激以及最大刺激的概念；
4. 观察不同刺激强度对骨骼肌收缩力的影响；
5. 比较不同刺激频率对骨骼肌收缩力的影响,从而了解强直收缩的形成原因。

【实验原理】

1. 神经-肌肉标本

神经-肌肉标本是指完整地保持着神经与其所支配的肌肉之间结构联系的标本,最常用的是蟾蜍或蛙的坐骨神经-腓肠肌标本。这类标本不但可以用于肌肉收缩本身的研究,也可以以肌肉收缩为指标,分析神经的兴奋性、传导性以及神经-骨骼肌接头的机能。

常用的坐骨神经-腓肠肌标本又可以分为在体标本和离体标本两种。前者仅对坐骨神经和腓肠肌进行部分分离,以便实施刺激和记录肌肉收缩活动;后者则将一侧坐骨神经和所支配的腓肠肌一起分离出来,进行体外观察。

在观察坐骨神经-腓肠肌标本的活动时,需要注意几点：① 坐骨神经本身是混合神经,既包含感觉传入神经纤维,也包含运动传出神经纤维。② 一条坐骨神经干中包含许多运动神经纤维,它们的兴奋性存在一定差异。③ 每一条神经纤维相对固定地支配若干条肌纤维,从而构成骨骼肌活动的最小功能单位——"运动单位"(motor unit)。

2. 给予单刺激时肌肉收缩力与刺激强度的关系

一次单收缩的全过程可分为三个时期：潜伏期、收缩期和舒张期(图 3-1)。

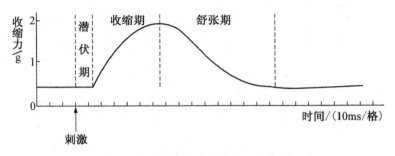

图 3-1　骨骼肌单收缩过程示意图

在给予坐骨神经干单刺激时,保持足够的刺激时间不变,随着刺激强度递增,刚刚能引起神经干中兴奋性较高(阈值较低)的神经纤维产生兴奋,使其相应的运动单位活动,表现为这部分神经纤维所支配的肌纤维发生收缩。刚刚能引起单收缩的刺激强度即为这些神经纤维的阈强度,具有此强度的刺激叫阈刺激,强度超过阈值的刺激称为阈上刺激。

给予阈上刺激时,随着刺激强度逐步增加,将有更多的神经纤维被兴奋,同时活动的运动单位数量增加,发生收缩的肌纤维数量增加,肌肉产生的收缩力也相应增大。

当阈上刺激强度增大到某一值时,神经干中所有神经纤维均被兴奋,使腓肠肌中所有的肌纤维均被动员,此时肌肉做最大收缩。引起肌肉最大收缩的最小刺激强度称为最适强度,具有最适强度的刺激称为最大刺激。

由上可知,当给予坐骨神经干的刺激强度在阈强度与最适强度之间变化时,腓肠肌产生的收缩力递增,即在此范围内收缩力与刺激强度呈正比关系。

3. 给予连续刺激时肌肉收缩力与刺激频率的关系

根据刺激强度与收缩力的关系原理,肌肉实现最大收缩意味着所有的运动单位都被动员。在单刺激情况下,再继续增大刺激强度,肌肉收缩反应不再继续增大。但是若将刺激模式改为连续单刺激,强度维持在最适强度,通过增加刺激频率还可使肌肉收缩力进一步增大。这种情况下,虽然运动单位数量不可能再增加,但是单收缩可在时间上发生叠加,发生复合收缩。

当刺激频率较低时,若两次刺激的时间间隔超过肌肉单收缩的持续时间,则肌肉的反应表现为一连串的单收缩。若刺激频率逐渐增加,刺激间隔逐渐缩短,使一次单收缩尚未完成时就发生下一次单收缩,则肌肉的收缩表现为强直收缩。如果在一次收缩反应的舒张期就开始下一次收缩,则发生不完全强直收缩;如再增加刺激频率,使一次收缩反应的收缩期就开始下一次收缩,则发生完全强直收缩(图3-2)。

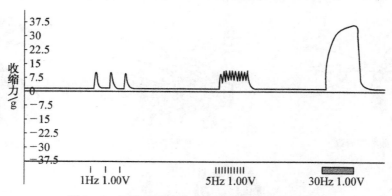

图3-2　不完全强直收缩与完全强直收缩示意图

简而言之,舒张期发生的融合表现为不完全强直收缩,收缩期发生的融合表现为完全强直收缩。可见,由于收缩活动的融合,强直收缩可产生比单收缩更大的收缩力,完全强直收缩产生的收缩力大于不完全强直收缩。

本实验利用自制的坐骨神经-腓肠肌标本,验证关于骨骼肌收缩的上述原理。

【实验动物】

蟾蜍。

【实验器材与药品】

RM6240生理信号采集处理系统,保护刺激电极,电刺激输出电缆,张力换能器,微调位

移固定器,铁架台;

常规手术器械(手术剪、眼科剪、止血钳、眼科镊、组织镊),蛙板,蛙钉,玻璃分针,金属探针,锌铜弓,粗剪刀;

任氏液。

【实验步骤】

1. 制备蟾蜍坐骨神经-腓肠肌标本

可选用以下两种方法:

方法 1:制备蟾蜍坐骨神经-腓肠肌在体标本。

① 损毁脑和脊髓:用自来水洗净蟾蜍并擦干。用一小块纱布覆盖住蟾蜍的耳后腺,以防毒液射出。左手握住蟾蜍,用手指按住头部使其前俯;右手持金属探针从枕骨大孔处垂直刺入椎管,再向前进入颅内,左右搅动,以损毁脑组织,再将探针退出至枕骨大孔处,向后刺入椎管,捻动,捣毁脊髓。

② 剥去一侧下肢自大腿根部起的全部皮肤,然后将标本俯卧位固定于蛙板上。

③ 在大腿背侧的半膜肌与股二头肌之间用玻璃分针分离出坐骨神经。注意:分离时要仔细用剪刀剪断坐骨神经的分支,向上分离至基部,向下分离至腘窝。在坐骨神经下穿一根丝线备用,然后分离腓肠肌的跟腱,穿线结扎,并连同结扎线将跟腱剪下,一直将腓肠肌分离至膝关节。在膝关节旁钉蛙钉,以固定住膝关节。至此,在体标本制备完成。

④ 检查标本完整性:用经任氏液润湿的锌铜弓接触坐骨神经,如观察到腓肠肌迅速发生收缩反应,则表示所制备的标本兴奋性良好。

方法 2:制备蟾蜍坐骨神经-腓肠肌离体标本(图 3-3)。

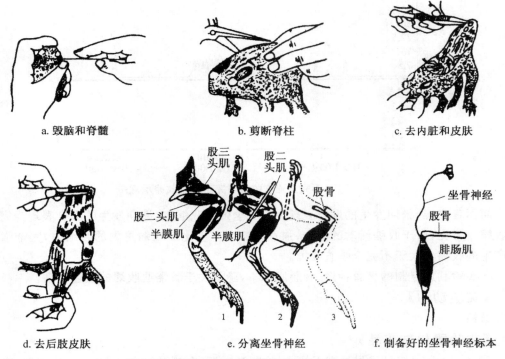

a. 毁脑和脊髓   b. 剪断脊柱   c. 去内脏和皮肤

d. 去后肢皮肤   e. 分离坐骨神经   f. 制备好的坐骨神经标本

图 3-3　蟾蜍坐骨神经-腓肠肌离体标本的制备

①　损毁脑和脊髓：同方法1之步骤①。

②　剥制下肢标本：将蟾蜍腹部向上置于蛙板之上，用解剖剪横向依次剪开腹部皮肤和腹壁，将腹部内脏翻至一侧，可见脊柱，观察自腰椎发出的坐骨神经，在发出处之上约1cm处用粗剪刀剪断脊柱。用止血钳夹住下端脊柱，勿伤及坐骨神经，用解剖剪沿脊髓两侧向下剪断皮肤及肌肉组织，撕脱躯干部及内脏至耻骨联合处，剪断后弃入废物缸中。左手持止血钳夹住脊柱断端，右手捏紧皮肤边缘，向下剥去全部下肢的皮肤。沿脊柱正中剪开椎骨，将标本一分为二，并迅速放入盛有任氏液的平皿中备用。

③　分离坐骨神经：取一侧下肢标本，用蛙钉将其固定在蛙板上，用玻璃分针沿坐骨神经沟（在股二头肌与半膜肌之间）小心分离肌膜，暴露坐骨神经，滴加几滴任氏液湿润。保留与坐骨神经相连的一小段脊柱，将分离出来的坐骨神经搭于腓肠肌上；去除膝关节周围以上的全部大腿肌肉，刮净股骨上附着的肌肉，保留的部分就是坐骨神经及股骨。

④　游离腓肠肌：用手术剪从跟腱下方穿一个小孔，穿线，牢固结扎腓肠腱（注意：勿扎在腓肠肌上），左手提线，剪断跟腱并游离腓肠肌至膝关节，至此，坐骨神经-腓肠肌标本的制备即完成。

⑤　检查标本完整性：同方法1之步骤④。

2. 仪器准备

①　用微调位移固定器将张力换能器固定在铁架台上，注意固定器和张力换能器的方向。小心地将腓肠肌的跟腱结扎线固定在张力换能器的簧片上，注意保护张力换能器，以免损坏。调节微调位移固定器的旋钮，使连线基本成垂直线，但先不拉紧。张力换能器连接到生理信号采集处理系统的通道1。

②　生理信号采集处理系统的刺激输出电缆连接保护刺激电极。用玻璃分针轻轻将坐骨神经放在保护刺激电极上，保持神经与刺激电极接触良好。

③　打开计算机，启动生理信号采集处理系统，下拉"实验"菜单，在"肌肉神经"实验菜单中选择"刺激强度对骨骼肌收缩的影响"。

将刺激器参数中刺激模式改为单刺激，强度（V）改为1。点击"示波"，通道1出现张力信号后，用微调位移固定器小心地调节张力换能器的高度，使肌肉静息时的张力（即前负荷）在0.1~0.3g的范围内。再点击刺激器的"开始刺激"。如果观察到肌肉随着刺激而发生的单收缩曲线，则可以继续进行以下实验步骤。如果不能记录到收缩曲线，则应报告指导教师，检查设备情况。

3. 观察不同刺激强度对腓肠肌收缩的影响

重新打开生理信号采集处理系统，下拉"实验"菜单，在"肌肉神经"目录选择实验"刺激强度对骨骼肌收缩的影响"，为提高实验的效率，建议对默认参数做一定修改。

在自动弹出的"刺激器"中，将起始强度修改为0.05V，将增量修改为0.01V。点击"开始记录"，通道1出现张力信号后，再点击刺激器的"开始刺激"。观察肌肉收缩曲线从无到有，收缩力逐渐增大，到肌肉收缩力达到最大不再增加，点击"停止记录"。输出图像至Word文档，在电脑桌面上备份原始数据，并给文件命名。

拖动窗口下方的滚动条，重演曲线变化过程。先找出刚刚能引起肌肉出现微小收缩的刺激强度，即阈强度，记下阈强度的数值。随着刺激强度逐渐增大，肌肉收缩反应也相应增大，达到最大收缩后，不再随着刺激强度的增大而继续增大。找出能引起肌肉出现最大收缩的最小的刺激强度,即最适强度,记下最适强度的数值。

4. 数据测量

方法1:在"分析"菜单中选择"区域测量"功能,用鼠标左键分别点击收缩峰前后的基线最低点,从而选定测量区域,从数据板中读出"峰-峰值"(g),即为收缩力数值。

方法2:在通道左侧选择"静态统计测量"→"张力"→"肌肉收缩单波分析",每次点击鼠标两次,依次选定一系列要测量的收缩曲线,此时数据板会自动显示一系列数据。

方法3:在"分析"菜单中选择"移动测量"功能,选择"相对移动测量",用鼠标左键选择基准点(即肌肉收缩曲线中的收缩相前),然后选择收缩曲线中最大收缩处,点击,从数据板中读出"幅度差"(g),即为收缩力数值。

5. 绘制刺激强度-肌肉收缩力关系曲线

点击数据板的"X"快捷键,将数据板的数据导出到 Excel,打开"图表向导",绘制"X - Y 散点图"。

绘制方法:根据不同刺激强度及所对应的收缩力值,将各点(系列)用鼠标左键选中,之后点击右键,选择"数据系列格式",线形自定义黑色(注意不需选作平滑线),则绘制逐点的连线,得到刺激强度-肌肉收缩力关系曲线。

为了使打印的图线更清晰,建议在图表菜单中"图表"选项选择"去除主要网格线",在绘图区格式中选择区域填充为"无"。需对坐标轴定义标题,如 X 轴为"刺激强度(V)",Y 轴为"肌肉收缩力(g)"。删除"图例"等多余的内容。

6. 观察不同刺激频率对腓肠肌收缩的影响

重新打开生理信号采集处理系统,下拉"实验"菜单,在"肌肉神经"目录选择实验"刺激频率对骨骼肌收缩的影响"的"常规实验"。由于各个标本存在差异,某些参数不能一概采用默认的数值,同时也为了提高实验的效率,需要对"刺激器"的默认参数做一定修改。

在自动弹出的"刺激器"中,将"强度(V)"改为最适强度(即上述步骤3记录到的最适强度数值),"频率增量"改为 5,从而使刺激频率(Hz)按 1、6、11、16、21 这样逐渐增加。点击"开始记录",通道1出现张力信号后,再点击刺激器的"开始刺激",记录频率递增时的肌肉收缩运动曲线。可观察到收缩活动从单收缩、连续单收缩,逐渐到不完全强直收缩,再逐渐到完全强直收缩。到完全强直收缩后,继续记录,可见收缩力会逐渐下降,观察到下降趋势后,点击"停止记录"。

7. 数据测量

仿照上述步骤 4 的方法,测量各刺激频率对应的收缩力之峰值。

8. 绘制刺激频率-肌肉收缩力关系曲线

仿照上述步骤 5 的方法,根据不同刺激频率及所对应的收缩力峰值,绘出刺激频率-肌肉收缩力关系曲线。X 坐标轴标注"刺激频率(Hz)",Y 坐标轴标注"肌肉收缩力(g)"。

【注意事项】

1. 游离坐骨神经要用玻璃分针,避免使用金属器械。

2. 操作过程中,应避免强力牵拉、手捏或夹伤神经。

3. 安放标本时,尽可能保持其自然长度,不要人为拉长肌肉。

4. 整个实验中,应不时用任氏液润湿标本,以防止标本干燥,保持标本的正常机能。

5. 一个观察项目完成之后,在进行下一项之前,必须停止刺激 5min 以上,同时保持标本湿润,使标本恢复生理活性。

6. 找准最适强度,避免因刺激强度过大而损伤神经。

7. 设定好前负荷后,实验过程中一般不可再更改。

【思考题】

1. 假如刺激坐骨神经未能引起腓肠肌的收缩,可能会有哪些原因? 请尽可能多地列举出来。

2. 根据刺激强度-肌肉收缩力关系曲线,你测出的阈强度与最适强度分别为多少? 在阈刺激和最适刺激之间,为什么肌肉收缩幅度会随着刺激强度增加而增大?

3. 假如增加刺激的波宽,阈强度和最适强度的数值会如何改变? 为什么?

4. 从实验中可以看出肌肉收缩由于刺激频率加快而发生融合,那么刺激引起的动作电位会不会融合呢? 为什么? 如何来证明?

5. 根据刺激频率-肌肉收缩力关系曲线,随着刺激频率增加,肌肉产生最大收缩力之后,收缩力如何变化? 为什么? 有哪些措施可能延迟这种改变?

6. 影响骨骼肌收缩效能的因素可能有哪些? 选择其中一种因素,做一实验设计来证明该因素与骨骼肌收缩效能的关系。

实验 11　神经干复合动作电位的观察及其传导速度的测定

【实验目的】

1. 观察和记录蟾蜍坐骨神经干复合动作电位,包括双相动作电位和单相动作电位的波形,并观察改变实验条件对神经干复合动作电位的影响,从而理解其产生的原理;

2. 了解测定神经冲动传导速度的原理和方法。

【实验原理】

神经纤维兴奋时产生动作电位(action potential,AP)。当神经纤维受阈上刺激时,膜内负电位迅速消失(去极化),并反极化,由此构成动作电位的上升支;这种膜内外电位的倒转只是暂时的,膜内电位又很快下降到刺激前原有的负电位状态,即动作电位的下降支。动作电位以局部电流的方式沿神经纤维的膜传导。但神经细胞动作电位记录的是膜内电位的变化过程。若将两个记录电极置于完整的神经干表面,当动作电位先后通过二电极时,也可记录到电位的变化,表现为已兴奋部位相对于未兴奋部位来说,膜外电位为负,兴奋区和静息区之间存在电位差。经过一次神经冲动的传导,在神经外记录到的点变化是一条双相的曲线,叫做双相动作电位(diphasic action potential,DAP)。其原理如图 3-4 所示。

神经干动作电位与神经细胞膜动作电位有很大

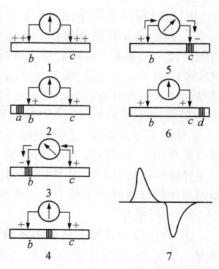

图 3-4　双相动作电位发生过程图解

的区别。神经干由许多兴奋性不同的神经纤维组成,因此神经干动作电位是由许多神经纤维动作电位总和而成的复合动作电位(compound action potential,CAP),其幅度在一定范围内可随刺激强度的变化而变化,这一点须与单根神经纤维动作电位的"全或无"相区别。就本实验而言,蟾蜍或蛙的坐骨神经-腓神经为一混合神经干,其动作电位是由一群兴奋阈值、传导速度和幅值均不相同的锋电位总和而成,为复合动作电位。本实验通过电刺激神经干引起兴奋,再在一定距离外用引导电极记录该动作电位,观察其波形特征。装置连接如图3-5所示。神经纤维的生理特性之一是具有高度的传导性。不同类型的神经传导速度不同,其传导速度的快慢主要取决于神经纤维直径以及有无髓鞘,并受到环境温度等因素的影响。在神经干上放置两对记录电极,两者相距一定距离,则该神经干动作电位先后通过两对引导电极时,可分别记录到双相动作电位。如测得神经冲动在神经干上传导的距离(d)与通过这段距离所需的时间(t),即可根据关系式$v=d/t$求出神经冲动的传导速度v。蛙类坐骨神经干中以 Aa 类纤维为主,传导速度大约为 15~40m/s。

神经纤维传导兴奋必须保持其结构上和功能上的完整性。如果用机械方法(如夹伤神经)或化学方法(如局部麻醉),在神经干的两记录电极之间使其完整性遭到破坏,神经纤维上传导的动作电位就不能通过该破坏处,这时记录到的神经干动作电位呈现单相动作电位(monophasic action potential,MAP)。本实验中局部麻醉药可采用普鲁卡因,其作用原理见"1.7.2 动物的麻醉"的相关介绍。

【实验动物】

蟾蜍。

【实验器材与药品】

RM6240 生理信号采集处理系统,神经标本屏蔽盒,电刺激输出电缆,生物电引导电缆;蛙板,常规手术器械(手术剪、眼科剪、组织镊、眼科镊),玻璃分针,粗剪刀,滴管;任氏液,1%普鲁卡因溶液。

【实验步骤】

1. 制备蟾蜍坐骨神经干标本

① 损毁脑和脊髓及制备下肢标本:用金属探针垂直刺入枕骨大孔,向前损毁脑,向后损毁脊髓。用粗剪刀在颅骨后方横断脊柱,剪除全部躯干上部及内脏组织,保留后肢。从脊椎的断端向下撕去皮肤,将其全部剥去,直至趾端。沿脊柱正中剪开椎骨,将标本一分为二,并迅速放入盛有任氏液的平皿中备用。

② 分离坐骨神经干:先用粗剪刀剪除骶骨,用玻璃分针在标本的腹侧面分离坐骨神经干,在神经干下方备线,紧靠脊柱根部结扎,近中枢端剪断神经干,用镊子夹住结扎线从骶部剪口处穿出。将标本转至背侧,沿股二头肌及半膜肌所形成的肌沟分离坐骨神经大腿段,向下至腓肠肌直达趾端。用手捏住结扎神经的线头,用眼科镊剥离附着在神经干的组织。将剥离出来的坐骨神经干标本放入盛有任氏液的培养皿中,供实验之用。

2. 仪器准备

① 为保持神经标本所处的环境湿润,先在神经标本屏蔽盒的池中滴加任氏液,使液面有一定高度,但又不至于接触到电极。把坐骨神经干移入标本屏蔽盒内,中枢端置于刺激电极处,使神经干与刺激电极、接地电极、记录电极均接触良好,盖上标本屏蔽盒的盖子。

② 如图 3-5 所示,连接生理信号采集处理系统与标本屏蔽盒。

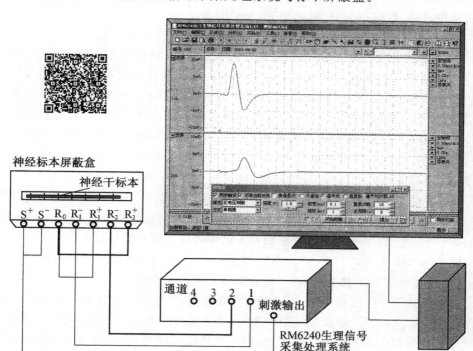

图 3-5 观察神经干动作电位和测定神经冲动传导速度的实验装置图
(S$^+$、S$^-$ 为刺激电极;R$_0$ 为接地电极;R$_1^-$、R$_1^+$、R$_2^-$、R$_2^+$ 为记录电极)

③ 打开计算机,启动 RM6240 生理信号采集处理系统,选择实验"神经干兴奋传导速度的测定"项目。仪器参数会自动设定,实验时只需点击"开始刺激"即可。根据需要可将扫描速度由 1ms/div 调为 0.5ms/div。

3. 实验观察

① 辨别刺激伪迹与动作电位:刺激伪迹是刺激信号在记录仪上显示的一个同步电位变化。它和动作电位信号的区别为:它往往在动作电位信号之前出现,它的信号幅度能随刺激强度的增大而增大;而动作电位的幅度仅在一定范围内随刺激强度的增大而增大,且改变刺激电极的极性时,动作电位的位相不改变。

② 坐骨神经干双相动作电位的观察:启动刺激器,调节其中的刺激电压为 0.3V,刺激波宽 0.1ms,刺激后可在屏幕上出现两个双相动作电位(图 3-5)。观察通道 1 的动作电位,如果图形反相,可将记录电极正负极互换。逐步增大刺激强度,双相动作电位振幅也会随着增大。当刺激强度增大到一定程度,动作电位不再增大,记录此时的动作电位振幅与刺激电压对应数据(如果采用自动强度递增刺激,设定起始强度 0.1V,结束强度 2V,步长 0.02~0.05V)。

③ 找到刺激伪迹和两个动作电位第一相的起始部位,分别测量两个动作电位的起始点之间的时间差和标本盒中两对引导电极之间的距离。用距离除以时间差,计算出动作电位的传导速度。

测量方法：在"分析"菜单中选择"区域测量"功能，用鼠标左键依次点击两个动作电位起始点，选定区域，数据板中"区域时间"即为时间差。

④ 坐骨神经干单相动作电位的观察：可选用以下方法 1 或方法 2。

方法 1：用镊子将记录电极 R_2^+、R_2^- 之间的神经夹伤，描述屏幕上动作电位的波形发生了什么变化，并记录夹伤前后动作电位的振幅和时程。动作电位的测量方法：在"分析"菜单中选择"区域测量"功能，用鼠标左键连续点击选择动作电位的起始点和终止点，选定区域。从数据板中读出"区域时间"，即为动作电位时程；读出"峰-峰值"（g），即为振幅。

方法 2：将 R_1^+ 和 R_2^- 两个引导电极之间的神经干用 1% 普鲁卡因阻断后，观察神经干动作电位波形有何变化，并测量阻断前后动作电位的振幅和时程。

【注意事项】

1. 神经干要尽可能分离得长一些，上自脊椎附近的主干，下沿腓总神经与胫神经一直分离至踝关节附近。可以保留坐骨神经干发出节段的一小段脊椎骨（不结扎）。放入标本盒时此端靠近刺激电极，但不与刺激电极和标本槽中的任氏液直接接触。

2. 神经标本要求剥离干净，但又不能损伤神经干，以免影响神经的兴奋性。应当用剪刀小心剪去神经分支及周围结缔组织，切忌撕扯或用镊子夹捏神经干。

3. 放置神经干时应拉直，测量长度时一定要准确，这是保证准确测定传导速度的关键。

4. 神经标本应与每个记录电极密切接触，并经常保持湿润，但要用棉球吸掉过多的液体，防止电极间短路。电极表面如不干净，应用酒精棉球擦净，必要时可用细纱布擦干净。

5. 刺激强度不要太大，应由弱刺激开始，逐步增加至适当强度；刺激的持续时间不宜过长。

【思考题】

1. 解释引导记录双相或单相动作电位的原理。

2. 通常记录到的双相动作电位的第一相和第二相为何在波形、幅度上不对称？

3. 神经干动作电位的幅度在一定范围内随着刺激强度的变化而变化，这是否与神经纤维动作电位的"全或无"性质相矛盾？为什么？

4. 如果发现采样窗中两个动作电位相距太近以致兴奋传导速度的测定有困难时，应采取何种措施？

5. 如果神经干标本足够长（如超过 10cm），将记录电极与刺激电极间距离加大，适当增强刺激强度，所记录的动作电位可出现数个波峰或下降支分出几个突起，试解释其原因。

6. 在本实验中可否用刺激电极与记录电极 R_1 间距离除以时间来计算传导速度，这与本实验所采用的方法有何不同？

实验 12　神经干动作电位不应期的测定

【实验目的】

1. 了解神经干产生动作电位后兴奋性的变化规律；

2. 学习测定神经干兴奋的绝对不应期和相对不应期的一般方法。

【实验原理】

神经细胞和其他可兴奋细胞一样,在接受一次刺激产生兴奋及兴奋之后,其兴奋性会发生周期性变化,依次经历绝对不应期、相对不应期、超常期和低常期,最后恢复静息状态。

为了测定神经一次兴奋后兴奋性的变化,可先给予一定强度的刺激(阈上刺激),在神经兴奋后,按不同的时间间隔给予第二个刺激,根据标本对第二次刺激反应的兴奋阈来判定神经组织当时的兴奋性。

本实验中采用双脉冲刺激,即第一个刺激脉冲和第二个刺激脉冲,两个刺激都是阈上电刺激,强度和波宽完全相同。逐渐改变(递增或递减)两次刺激的时间间隔,检查第二个刺激引起动作电位的幅度大小,作为反映部分神经纤维兴奋性变化规律的指标。具体做法是通过调节两刺激脉冲的时间间隔,可测得坐骨神经的绝对不应期和相对不应期。例如,将两刺激之间的时间间隔由最小逐渐增大时,开始只有第一个刺激脉冲刺激产生动作电位,第二个刺激脉冲刺激不产生动作电位;时间间隔达到一定值时,第二个刺激刚好能引起一极小的动作电位,这时两刺激的时间间隔即为绝对不应期;继续增大两刺激的时间间隔,这时由第二个刺激脉冲刺激产生的动作电位的幅度逐渐增大,当两刺激间隔达到某一值时,此时由第二个刺激脉冲刺激产生的动作电位的幅度刚好和由第一个刺激产生的动作电位相同,这时两刺激脉冲间隔即为相对不应期;如继续增大两刺激的时间间隔,由第二个刺激产生的动作电位的幅度不再继续增加。实验时也可采用逐渐缩短两刺激之间时间间隔的方法。

【实验动物】

蟾蜍。

【实验器材与药品】

RM6240生理信号采集处理系统,神经标本屏蔽盒,电刺激输出电缆,生物电引导电缆;蛙板,常规手术器械(手术剪、眼科剪、组织镊、眼科镊),玻璃分针,粗剪刀,滴管;任氏液。

【实验步骤】

1. 制备蟾蜍坐骨神经干标本

① 损毁脑和脊髓及制备下肢标本:用金属探针垂直刺入枕骨大孔,向前损毁脑,向后损毁脊髓。用粗剪刀在颅骨后方横断脊柱,剪除全部躯干上部及内脏组织,保留后肢。从脊椎的断端向下撕去皮肤,将其全部剥去,直至趾端。沿脊柱正中剪开椎骨,将标本一分为二,并迅速放入盛有任氏液的平皿中备用。

② 分离坐骨神经干:先用粗剪刀剪除骶骨,用玻璃分针在标本的腹侧面分离坐骨神经干,在神经干下方备线,紧靠脊柱根部结扎,近中枢端剪断神经干,用镊子夹住结扎线从骶部剪口处穿出。将标本转至背侧,沿股二头肌及半膜肌所形成的肌沟分离坐骨神经大腿段,向下至腓肠肌直达趾端。用手捏住结扎神经的线头,用眼科镊剥离附着在神经干的组织,将剥离出来的坐骨神经干标本放入盛有任氏液的培养皿中,供实验之用。

2. 仪器准备

① 按图3-6所示连接生理信号采集处理系统与标本盒。

② 打开计算机,启动RM6240生理信号采集处理系统,选择实验"神经干兴奋不应期的测定"项目。仪器参数会自动设定,实验时只需点击"开始刺激"即可。根据需要可将扫描速

度由 1ms/div 调为 0.5ms/div。

③ 把坐骨神经干置于神经标本屏蔽盒内,中枢端置于刺激电极处,使神经干与刺激电极、接地电极、记录电极均接触良好,盖上标本盒盖子。

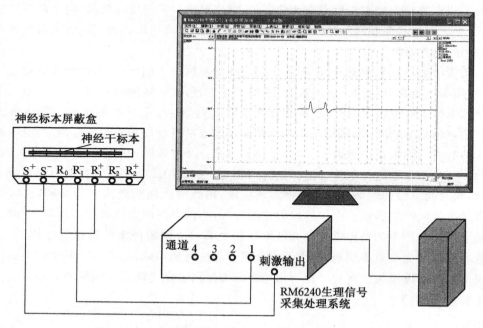

图 3-6 观察神经干动作电位不应期的实验装置示意图

(S^+、S^- 为刺激电极;R_0 为接地电极;R_1^-、R_1^+ 为引导电极)

3. 确定最适强度

将"刺激器"设置框中的刺激方式改为强度递增刺激,强度(V)改为 0.1,强度增量(V)改为 0.1,点击"开始刺激",观察数据区,记录动作电位波形的变化。可观察到双相动作电位从无到有,幅度先是逐渐增加,后来就不再变化。找出引起最大幅度的双相动作电位所需的最小刺激强度(即最适强度)。

4. 测定不应期

将"刺激器"的刺激方式改为双刺激,强度(V)设定为由上述步骤 3 找出的最适强度。调节刺激器的"波间隔",使之逐渐减小,则可见一前一后两个振幅相同的动作电位。第一个动作电位由条件性刺激引起,第二个动作电位由试验性刺激引起。逐渐减小波间隔,待第二个动作电位振幅降低时,记录下刺激波间隔时间。继续减小波间隔直至第二个动作电位消失,记录此时的刺激波间隔时间。

【思考题】

1. 绝对不应期和相对不应期的机制是什么?

2. 为何第二个动作电位振幅会随着刺激波的间隔减小而逐渐降低直至消失?

3. 根据你的实验结果,该神经干标本兴奋的相对不应期和绝对不应期分别为多少?

实验 13　红细胞渗透脆性的测定

【实验目的】

1. 用浓度梯度法测定正常红细胞膜对低渗 NaCl 溶液的抵抗力,即测定正常红细胞的渗透脆性;

2. 理解血浆晶体渗透压的组成和意义。

【实验原理】

正常等渗盐溶液的渗透压相当于生理盐水(0.9% NaCl 溶液)的渗透压。正常红细胞为双凹盘形,在低渗盐水中吸水膨胀的适应性很大,可增加 70% 的体积而不破裂。但超过一定限度,红细胞会因过多水分进入细胞而发生膨胀破裂,血红蛋白释出,即发生溶血。红细胞在低渗溶液中有保持不破的抵抗力,抵抗力越大,则红细胞的渗透脆性越小。

红细胞渗透脆性与红细胞表面积/体积比(S/V)有关。S/V 高,则红细胞吸水能力大,渗透脆性小;反之则渗透脆性大。另外,正常血液中包含了不同衰老程度的红细胞。一般来说,刚成熟的红细胞的膜渗透脆性较小,而衰老红细胞的膜渗透脆性较大。此外,红细胞渗透脆性还与溶液 pH 以及温度有关。据测定,在一定范围内,溶液温度每升高 5℃ 对红细胞渗透脆性的影响,约相当于盐溶液的浓度升高 0.01%。

配制一系列浓度呈梯度逐渐降低的 NaCl 溶液,将血液滴入其中,在室温(15～20℃)下孵育 2h,观察红细胞溶血情况,分别记录刚开始溶血时和完全溶血时对应的盐溶液浓度,即浓度范围,可以检查红细胞膜的渗透脆性。开始出现溶血现象的低渗盐溶液浓度,代表红细胞的最小抵抗力,或最大渗透脆性,对于正常血液约为 0.4～0.5%(NaCl 溶液)。出现完全溶血时的低渗盐溶液浓度,则代表红细胞的最大抵抗力,或最小渗透脆性,对于正常血液约为 0.3%～0.35%(NaCl 溶液)。

红细胞渗透脆性可以用曲线来表示。以 NaCl 溶液的浓度为 X 轴,红细胞溶血百分率为 Y 轴作图,可得到一条反 S 形曲线(图 3-7)。在临床检验中,红细胞渗透脆性曲线的左移或右移,可提示某些血液疾病。

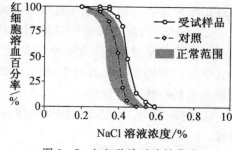

图 3-7　红细胞渗透脆性曲线

【实验动物】

家兔。

【实验器材与药品】

试管架,小试管,1ml 移液器,75% 酒精棉球;

1% NaCl 溶液,蒸馏水,1000U/ml 肝素溶液。

【实验步骤】

1. 配制 1% NaCl 溶液

准确称取 NaCl 1g,加 H_2O 100ml,充分溶解。

2. 配制不同浓度梯度的 NaCl 溶液

取小试管 15 支,排列在试管架上,编好号。按表 3-1 所示的配比向各试管内加入 1% NaCl 溶液和蒸馏水,使各试管溶液体积均为 6ml,充分混匀。

表 3-1　不同浓度 NaCl 溶液的配比

试管编号	1	2	3	4	5	6	7	8	9	10	11	12	13	14	15
1% NaCl/ml	5.40	4.80	4.20	3.90	3.60	3.30	3.00	2.70	2.40	2.10	1.80	1.50	1.20	0.60	0
H_2O/ml	0.60	1.20	1.80	2.10	2.40	2.70	3.00	3.30	3.60	3.90	4.20	4.50	4.80	5.40	6.00
NaCl 浓度/%	0.90	0.80	0.70	0.65	0.60	0.55	0.50	0.45	0.40	0.35	0.30	0.25	0.20	0.10	0.00

3. 采集新鲜动物血液

用耳缘静脉采血法采集家兔血液,方法详见"1.8.2 动物实验常用采血法"的介绍。

4. 在上述各试管中加入血液 60μl,轻轻摇动试管,使血液与 NaCl 溶液充分混匀,避免产生泡沫。在室温下放置 1~2h 后观察结果。

5. 结果判断

按下列标准判断有无溶血、不完全溶血或完全溶血。

① 试管内液体下层为浑浊红色,上层为无色或极淡色的液体,说明无溶血(图 3-8a)。

② 小试管内液体下层为浑浊红色,说明有未溶解的红细胞,而上层出现透明红色,说明有部分红细胞破坏和溶解,称为不完全溶血(图 3-8b)。开始出现部分溶血的盐溶液浓度,即为红细胞的最小抵抗力(表示红细胞的最大渗透脆性)。

③ 小试管内液体完全变成透明红色,管底无红细胞沉积,说明红细胞完全溶解,称为完全溶血(图 3-8c)。引起红细胞最先全部溶解的盐溶液的浓度,即为红细胞的最大抵抗力(表示红细胞的最小渗透脆性)。

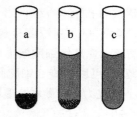

图 3-8　红细胞渗透脆性试验现象示意图

④ 记录被检红细胞渗透脆性范围,即开始溶血时的盐溶液浓度与完全溶血时的盐溶液浓度。

6. 小心地吸取每管的上清,用可见光分光光度计,在 540nm 处测定上清液的吸光度,以第 1 管上清液为空白。

7. 用 Excel 软件的图表工具,从低浓度到高浓度,以各管 NaCl 溶液的浓度为 X 轴,吸光度为 Y 轴作图,绘制渗透脆性曲线。

【注意事项】

1. 试剂必须临用前配制,以免久置后水分蒸发,改变溶液浓度。配制溶液时,称量必须准确。

2. 所用器材必须清洁、干燥,避免取血和加血时由于异物导致溶血。

3. 采血时最好不用抗凝剂。如果需要抗凝,最好用肝素。不建议用枸橼酸盐、草酸盐和 EDTA 盐抗凝,以免增加离子浓度而改变溶液渗透压。如用上述抗凝剂抗凝,应先用生理盐水洗涤一次,配成 50% 的红细胞悬液进行检查。

4. 血液与 NaCl 溶液的体积比约为 1：25。滴加血液时要靠近液面，使血滴轻轻滴入溶液，以免血滴冲击力太大使红细胞破损，从而造成溶血，干扰结果。血必须直接注入试剂中，不可沿着管壁，注入速度要慢。加入血滴后，轻轻摇匀溶液，切勿剧烈振荡。

5. 如果时间不够，也可在室温静置 30min 后，用离心机低速（1000rpm）离心 1min 后观察。

6. 应在光线明亮处、白色背景前观察结果。如果对完全溶血管不确定，可用离心机低速（1000rpm）离心 1min 后，取试管底部液体一滴，在显微镜下观察是否有红细胞存在。

【思考题】

1. 比较各组的实验结果，分析为什么同一只动物的红细胞渗透脆性测定结果可能不同。

2. 根据临床诊断学操作规程，红细胞渗透脆性试验的试液为 NaCl 磷酸盐缓冲液，试分析其意义。

3. 预测一下，若将所有试管在 37℃ 保温 24h 后再测定，渗透脆性的结果会有何变化？为什么？

4. 临床上输液时为何要采用等渗溶液？

5. 与健康人相比，遗传性球形红细胞增多症患者血液的渗透脆性增大还是减小？渗透脆性曲线如何移动？

实验 14 红细胞悬浮稳定性的测定

【实验目的】

掌握韦氏测定法测定红细胞沉降率（血沉）的方法。

【实验原理】

红细胞悬浮稳定性是指红细胞的相对密度虽然比血浆大，但在血浆中能保持悬浮状态而不易下沉的特性。血液在心血管中流动时，红细胞悬浮在血浆中不易沉积，除流速较快，细胞之间常互相碰撞之外，红细胞悬浮稳定性起重要作用。如将加有抗凝剂的血液置于一垂直血沉管中，红细胞由于受重力的作用，将逐渐向下沉降，通常以在 1h 末红细胞下降的距离作为红细胞沉降率（erythrocyte sedimentation rate），简称血沉。红细胞悬浮稳定性试验如图 3-9 所示。

血沉越快，表示红细胞悬浮稳定性越差。正常人之间的血沉差异很小，某些疾病使血沉改变，如风湿热、结核病等引起患者血沉增快，哮喘、荨麻疹等过敏性疾病引起血沉减慢。血沉加快主要是由于红细胞能较快地发生叠连，使其总外表面积与容积之比减小，因而与血浆的摩擦力减小，下沉加快。红细胞叠连的形成，主要取决于血浆性质的变化。

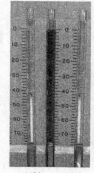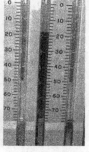

a. 刚加入血样   b. 静置 1h 后

图 3-9 红细胞悬浮稳定性试验

血沉的测定有助于对上述一些疾病的诊断。目前测定红细胞沉降率的方法已有多种。临床上常用韦氏（Westergren，又名魏氏）测定法观察血沉管内抗凝血红细胞下沉的速率，以 1h 末血沉管内析出血浆层的高度（单位为 mm）来表示。

【实验动物】

家兔。

【实验器材与药品】

韦氏血沉管,血沉架,吸管,小试管;

1000U/ml 肝素溶液。

【实验步骤】

1. 采集新鲜动物血液:用耳缘静脉采血法采集家兔血液,方法详见"1.8.2 动物实验常用采血法"的介绍。

2. 用韦氏血沉管吸取上层抗凝的血液,液面至"0"刻度处,注意不能有气泡混入。擦去尖端周围的血液,将血沉管垂直固定于血沉架上静置,并记录时间。

3. 1h 末,观察血沉管内血浆层的高度,并记下数值,该值即为红细胞沉降率。

4. 小心取下血沉管,用水洗涤,并晾干。

【注意事项】

1. 本实验血液与抗凝剂的体积比规定为 4:1,应用新配制的抗凝剂。

2. 自采血时起,本试验应在 2h 内完毕,否则会影响结果的准确性。

3. 实验用的器材应清洁、干燥。

4. 若红细胞层上端成斜坡形或尖锋形,应选择斜坡部分的中间位置计算。

5. 血沉的快慢与温度有关。在一定范围内,温度愈高,血沉愈快。故实验时室温以 18～25℃ 左右为宜。

【思考题】

1. 红细胞沉降率为什么可以保持相对稳定?

2. 影响血沉的因素有哪些?为什么?

3. 人的红细胞沉降率的正常值是多少?

4. 检测血沉有何临床意义?

实验 15　红细胞比容的测定

【实验目的】

掌握测定红细胞比容的方法,并测定动物血液的红细胞比容。

【实验原理】

红细胞比容用温氏管(Wintrobe 管,又称分血计)测定,如图 3-10 所示。从血管中抽出血液,放入加有一定量抗凝剂的温氏管中,经离心沉淀后,管中的血液分为两层:上层是淡黄色的透明液体,即血浆;下层是挤压得很紧的呈暗红色的红细胞。红细胞与全血的容积之比称为红细胞比容,也称红细胞压积,通常用百分数表示。该项指标可用于判断机体的健康状况和营养状况。因营养状况不良出现贫血或由

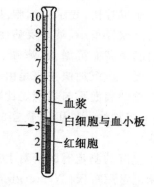

图 3-10　温氏管测定红细胞比容

于其他疾病引起贫血时,红细胞数下降,红细胞比容下降。此外,红细胞比容是影响全血黏度最重要的指标。

【实验动物】

家兔。

【实验器材与药品】

温氏管,台式离心机,5ml注射器,酒精棉球,2ml离心管或带盖试管,细长毛细吸管;抗凝剂(1000U/ml的肝素溶液)。

【实验步骤】

1. 采集新鲜动物血液

用耳缘静脉采血法采集家兔血液2ml,方法详见"1.8.2 动物实验常用采血法"的介绍。

2. 用细长吸管取经充分混合的抗凝血液,注入温氏管至"10"刻度处,注意勿产生气泡。然后经3000～3500rpm离心沉淀20min,停机取出温氏管,读数并记录。再离心10min,取出样品管第二次读数。如两次读数一样,说明红细胞层体积不再缩小。如读数小了,还需再次离心,直至红细胞层高度不再变化,最后一次读数即为红细胞层真实高度。红细胞层的上面常有一层白细胞和血小板组成的白色层,读数时不要将此层计算在内。

3. 测定红细胞层的高度和总液体的高度,然后按下列公式计算红细胞比容:

$$红细胞比容(\%) = \frac{红细胞层高度(mm)}{总液体高度(mm)} \times 100\%$$

【注意事项】

1. 取血时一定要避免溶血。

2. 自采血时起,本试验应在2h内测定完毕。

【思考题】

1. 红细胞比容的变化与什么因素有关?

2. 测定红细胞比容有哪些临床意义?

实验16 血液凝固的影响因素的观察

【实验目的】

1. 掌握血液凝固时间的测定方法;

2. 观察分析温度、接触面的光滑程度和抗凝剂对血液凝固的影响。

【实验原理】

血液流出血管后即发生凝固,这是生理性止血的主要机制。血液凝固是一系列复杂的生化过程,主要有三个步骤:① 凝血酶原激活物的形成;② 凝血酶原激活物催化凝血酶原转变为凝血酶;③ 凝血酶催化纤维蛋白原转变为纤维蛋白,从而形成血块。这三个主要步骤中都需要钙离子参与。根据凝血过程启动时激活因子来源不同,可将血液凝固分为内源性激活途径和外源性激活途径。内源性激活途径是指参与血液凝固的所有凝血因子在血浆中的激活过程;外源性激活途径是指受损的组织中的组织因子进入血管后,与血管内的凝血因子共同作用而启动的激活过程。

【实验动物】

家兔。

【实验器材与药品】

注射器,带盖试管或离心管,小烧杯,试管架,竹签(或细试管刷),秒表,恒温浴槽(37℃),冰浴槽(0℃),小三角烧瓶,棉花;

2%戊巴比妥钠溶液,3.8%枸橼酸钠溶液,3% $CaCl_2$ 溶液,5% 草酸钾溶液,1000U/ml 肝素溶液,液体石蜡。

【实验步骤】

1. 采集新鲜动物血液

用颈总动脉采血法采集家兔血液,方法详见"1.8.2 动物实验常用采血法"的介绍。

2. 根据表3-2所示给各试管分别加上相应的物质。

表3-2　各种因素对血液凝固的影响

影响因素	物 理 因 素			温 度		抗 凝 剂			
试管编号	1	2	3	4	5	6	7	8	9
加入物质	棉花	预先涂液体石蜡	—	—	—	3.8%枸橼酸钠 60μl	5%草酸钾 60μl	1000U/ml肝素 20μl	
温度	室 温			37℃	0℃	室 温			

3. 放开动脉夹,每管加入血液 2ml。将多余的血盛于小烧杯中,并不断用竹签搅动直至纤维蛋白形成。

4. 记录凝血时间

每个试管加血 2ml 后,即刻开始计时,每隔30s倾斜一次,观察血液是否凝固,至血液成为凝胶状不再流动为止,记录所经历的时间。

5. 在6、7、8号试管中加入血液后,用拇指盖住试管口,将试管颠倒两次,使血液与药物混合。如果此三管不出现血液凝固,可再向三管内分别加入 3% $CaCl_2$ 溶液 1 滴,观察血液是否发生凝固。

【注意事项】

1. 采血的过程要尽量快,以减少计时的误差。对比实验的采血要紧接着进行。

2. 各试管加入血液后,要随时观察并记录凝血时间,尤其是放在浴槽内的试管更应注意。

3. 准备实验时,注意每支试管的口径要大小一致,采血量也要相对一致,不可相差太大。

4. 判断凝血的标准要一致,一般以倾斜试管达 45°时,试管内血液不见流动为准,每隔30s观察 1 次。

【思考题】

1. 结合本实验结果,比较血液凝固的内源性途径与外源性途径的区别。

2. 凝血时间延长有何临床意义?

实验 17　　蛙心起搏点的分析

【实验目的】

1. 学习暴露蛙类心脏的方法,熟悉心脏的结构;

2. 利用改变局部温度法和斯氏结扎法,观察蛙心起搏点的部位和心脏不同部位的自律性高低。

【实验原理】

正常心脏的特殊传导系统内含有自律细胞,因此具有自动节律性,但各部分的自律性高低不同。哺乳动物以窦房结的自律性为最高。正常心脏搏动每次都是自窦房结传出,传到心房、心室引起收缩,所以窦房结被称为哺乳动物的心搏起点。而在两栖类动物中,心搏起点是静脉窦,自律性也以静脉窦为最高。正常的心脏搏动每次都由静脉窦发出冲动,沿心房传至房室结,再由房室结经房室束传至心室肌,引起心肌收缩。如给心搏起点一个刺激,则心率发生变化;如阻断心搏冲动的正常传导,则出现不同的收缩障碍。

低等动物的心脏结构与人类不同,如蛙心只有一个心室和两个心房。血液经过体循环后经静脉窦再回到右心房;来自肺循环的血液则直接回到左心房。

所谓斯氏结扎(Stannius ligature)是 1852 年德国生理学家 H. F. Stannius 为证明蛙心自律起搏点而采用的经典方法。在静脉窦与心房之间结扎,阻断两者之间联系,此为第一结扎;在心房与心室之间结扎,此为第二结扎。第一结扎后,静脉窦继续跳动,但心房和心室则停止跳动。由此证明蛙心的起搏点在静脉窦。但第一结扎后不久,心房、心室再次开始缓慢跳动,推测这是由房室交界处的自律中枢兴奋活动引起的。第一结扎后在房室交界处行第二结扎,则静脉窦、心房、心室分别按不同节律搏动,其中静脉窦最快,心房次之,心室最慢。此后,再于心室的上 1/3 与中 1/3 的交界处结扎或阻断心室(第三结扎或第三阻断),发现心底部仍继续搏动,但心尖部则停搏,这说明心室的心尖部缺乏自律性。

【实验动物】

蟾蜍。

【实验器材与药品】

RM6240 生理信号采集处理系统,张力换能器,微调位移固定器,铁架台;

常规手术器械(手术剪、眼科剪、组织镊、眼科镊),蛙板,蛙心夹或小金属钩,滴管,丝线,小试管;

任氏液。

【实验步骤】

1. 取蟾蜍一只,用探针损毁脑和脊髓,仰卧位固定在蛙板上,用镊子提起胸部中央的皮肤,剪一小口,然后向左右两侧肩关节连接线处剪开。用镊子提起剑突软骨,在腹肌上剪一小口(注意:不要伤及内脏器官),沿皮肤切开的位置剪下一块三角形肌肉,即可看到心包内跳动的心脏。小心用镊子夹起心包膜并剪开,暴露心脏。

观察蛙心各部分:自腹面区别心室、心房、动脉圆锥(动脉球)和主动脉,然后用玻璃分针把蛙心向前翻转,从心脏背面区别静脉窦和心房(也可用蛙心夹夹住心尖翻向头端)。静脉窦略呈灰蓝色,它位于前后腔静脉汇合后入右心房处,静脉窦与右心房间有一弧形白色条纹为界,叫窦房沟。

2. 用一蛙心夹夹住心室的心尖部,或用一小金属钩穿过心室的心尖,连接的细线垂直向上,上端系在张力换能器的簧片上。张力换能器通过电缆与生理信号采集处理系统的输入通道相连接,如图 3-11 所示。启动生理信号采集处理系统,选择实验项目。开始记录蛙心的搏动曲线。

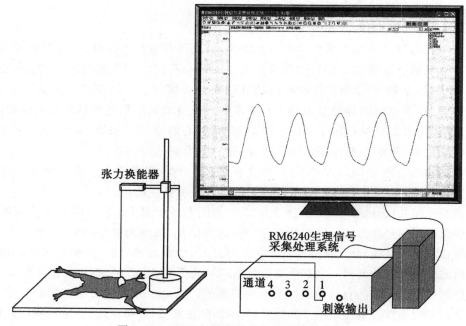

图 3-11　蛙心起搏点的分析实验装置示意图

3. 肉眼观察蛙心各部分收缩的顺序,并通过蛙心搏动曲线,计算它们在单位时间内的搏动次数(窦性心率)。

4. 用盛有 35～40℃热水的小试管分别接触心室、心房及静脉窦,改变其局部温度,观察它们的搏动次数有何改变。

5. 在心脏腹侧,用眼科镊在动脉干下方穿一线备用。用玻璃分针穿过主动脉干下面,将心尖翻向头端,暴露心脏背面。沿窦房沟用丝线结扎以阻断静脉窦与心房之间的传导,此为斯氏第一结扎(图 3-12)。观察结扎后静脉窦和心房的搏动频率有何变化。如心房、心室停止跳动,注意何时恢复搏动及其频率。

6. 如图 3-12 所示,用丝线沿房室沟做斯氏第二结扎,观察心房、心室的搏动频率有何变化。如心室停止跳动,则记录其恢复搏动的时间及频率。

7. 待心房、心室恢复跳动后,分别计数单位时间内静脉窦和心房、心室搏动频率,看三者是否一致。

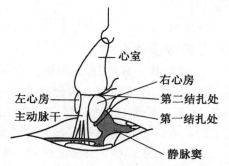

图 3-12　斯氏第一结扎和第二结扎部位示意图

8. 解除第一结扎的丝线,观察心房、心室的搏动频率有何变化。

9. 记录上述实验观察结果,并根据其结果做分析和讨论。

【注意事项】

1. 在沿窦房沟用丝线结扎时,结扎线应尽量靠近心房端,以免伤及静脉窦,同时可确保心房侧无静脉窦组织残留;结扎要紧,以完全阻断静脉窦与心房间的传导。结扎后,应注意观察心脏各部分节律性活动先出现什么变化,而后又如何变化。

2. 结扎部位要准确,结扎时用力逐渐增加,直至心房、心室停止跳动。

3. 实验过程中,要经常用任氏液湿润标本,以保持组织的兴奋性。

【思考题】

1. 在正常情况下,静脉窦、心房和心室三者的节律性舒缩活动有何不同? 为什么?

2. 用盛有 35～40℃ 热水的小试管分别接触心室、心房和静脉窦,引起什么变化? 为什么?

3. 结扎窦房沟后,心脏各部分的节律性活动立即产生什么变化? 为什么? 随后又发生什么变化? 为什么?

实验 18　化学因素对离体蛙心活动的影响

【实验目的】

1. 学习离体蛙心灌注方法;

2. 观察常见化学因素、体液因素及不同受体阻断剂对离体蛙心活动的影响。

【实验原理】

将离体蛙心保持在适宜的环境中,在一定时间内静脉窦能自动产生节律性兴奋,故心脏仍能保持自动的、有节律的舒缩活动。任氏液是一种比较接近两栖动物内环境的液体,能为离体蛙心提供适宜的理化环境,如合适的 Na^+、K^+、Ca^{2+} 离子浓度、酸碱度和温度等。内环境的变化直接影响心脏的活动,因此,若改变灌流液的理化性质,心脏的活动也会随之发生改变。在体心脏还受交感神经和副交感神经的双重支配。交感神经兴奋时,其末梢释放去甲肾上腺素,作用于心肌细胞膜上的 β 受体,使心率增快,收缩力加强。而迷走神经兴奋时,其末梢释放乙酰胆碱,作用于细胞膜的 M 受体,使心率减慢,收缩力减弱。在离体蛙心灌流模型,把递质或受体阻断剂直接加入灌流液时,心脏的活动也会发生相应的变化。

【实验动物】

蟾蜍。

【实验器材与药品】

RM6240 生理信号采集处理系统,张力换能器,微调位移固定器,铁架台;

常规手术器械(手术剪、眼科剪、组织镊、眼科镊),蛙心插管,蛙心夹,万向滑轮,试管夹,小烧杯,细长吸管,移液器;

任氏液,0.65% NaCl 溶液,3% $CaCl_2$ 溶液,1% KCl 溶液,0.01% 肾上腺素溶液,0.01% 乙酰胆碱溶液,0.1% 酚妥拉明溶液,0.1% 普萘洛尔溶液,0.01% 阿托品溶液。

【实验步骤】

1. 取蟾蜍 1 只,用探针损毁脑和脊髓后,将蟾蜍仰卧位固定在蛙板上,剪去胸部皮肤及胸骨。用眼科镊提起心包膜，用眼科剪将心包膜剪开，暴露心脏。

2. 在两个主动脉干下穿两根细线，将其中一根打活结备用（用以结扎和固定插管）。用眼科剪在靠近动脉圆锥处，朝心脏方向将左主动脉剪一斜向的切口（注意：既要剪破血管让血流出，又不把血管剪断）。将盛有少量任氏液的蛙心插管由切口插入动脉球，再将蛙心插管尖端转向背侧及左下方，于心缩期插入心室内（注意：插管不可插得太深）。插管如已进入心室，则见管中液面随着心搏而升降，此时即可将预置线的活结扎紧，并固定于插管壁的小钩上，以免插管滑出心室。提起插管，剪断左右侧动脉分支和前后腔静脉（注意：勿损伤静脉窦和心房），摘出心脏（图 3-13）。用任氏液反复冲洗心脏直至插管内任氏液完全澄清无色。在插管的下 1/3 处画一刻度作为标志，每次换任氏液时，应使液面与此线相平。

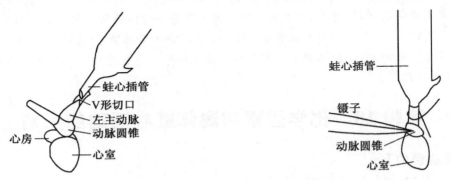

图 3-13　离体蛙心灌流插管法示意图

3. 将蛙心插管用试管夹固定于铁架台上。用蛙心夹在心室舒张期时夹住心尖，蛙心夹的细线绕过万向滑轮，连接在张力换能器的簧片上。换能器的输出线与生理信号采集处理系统的输入通道 1 相连接（图 3-14）。启动生理信号采集处理系统，选择"循环"项下的"蛙心灌流"实验，调节好心脏的前负荷，准备开始观察。

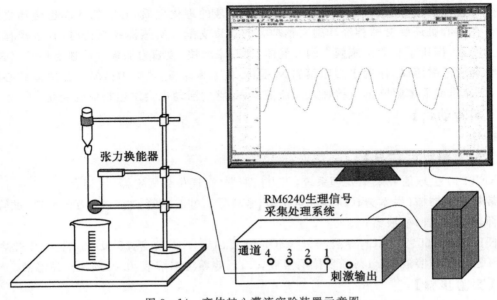

图 3-14　离体蛙心灌流实验装置示意图

4. 观察细胞外液离子浓度对蛙心收缩的影响

① 记录一段正常蛙心搏动曲线,观察心率及收缩幅度,作为正常对照。

② 吸去插管内的任氏液,换以等量的 0.65% NaCl,观察心脏的活动变化。出现效应后,吸去 0.65% NaCl,换以任氏液,反复换液 2～3 次,使心跳恢复正常。

③ 在任氏液中加 3% $CaCl_2$ 100μl,观察心脏的活动变化。出现效应后,换以任氏液,反复换液 2～3 次,使心跳恢复正常。

④ 在任氏液中加入 1% KCl 100μl,观察心脏的活动变化。出现效应后,换以任氏液,反复换液 2～3 次,使心跳恢复正常。

5. 观察拟肾上腺素药及 α 和 β 受体阻断剂对蛙心收缩的影响

① 加入新配制的 0.01% 肾上腺素 50μl,观察心脏的活动变化。出现效应后,换以任氏液,反复换液 2～3 次,使心跳恢复正常。

② 加入 100μl 0.1% 酚妥拉明 2min 后,再加入 0.01% 的肾上腺素 50μl,观察心脏的活动变化。待出现效应后,换以任氏液,反复换液 2～3 次,使心跳恢复正常。

③ 加入 100μl 0.1% 普萘洛尔 2min 后,再加入 0.01% 的肾上腺素 50μl,观察心脏的活动变化。待出现效应后,换以任氏液,反复换液 2～3 次,使心跳恢复正常。

6. 观察拟胆碱药及 M 受体对蛙心收缩的影响

① 加入 0.01% 乙酰胆碱 50μl,观察心脏的活动变化。待出现效应后,换以任氏液,反复换液 2～3 次,使心跳恢复正常。

② 加入 100μl 0.01% 阿托品 2min 后,再加入 0.01% 乙酰胆碱 50μl,观察心脏的活动变化。待出现效应后,换以任氏液,反复换液 2～3 次,使心跳恢复正常。

【注意事项】

1. 蛙心插管中的液面高度约 2～3cm,实验过程中应保持相同的液面高度。

2. 每一种溶液用一专用的吸管,切勿混用,以免影响效果。

3. 当每种化学药物的作用已明显时,应立即把插管中的液体吸出而换以新任氏液,待心跳恢复正常后才能进行下一步实验。

4. 化学药物的作用不明显时可适当增加给药量。

【思考题】

1. 试述各实验因素影响心脏活动的机制。

2. 实验过程中为什么应保持插管内相同的液面高度?

实验 19 蟾蜍心电图和容积导体的观察

【实验目的】

1. 观察心电图的基本波形;

2. 了解心电向量对心电图波形的影响;

3. 验证容积导体的存在,并了解其导电规律。

【实验原理】

心肌在机体内处于体液所构成的容积导体之中。在心脏兴奋的除极和复极过程中可出现电偶,因而在容积导体中形成电场。这一电场随着心电偶所构成的瞬时综合向量的变化而变化。因为机体存在导电性能良好的体液,而体液可作为容积导体将心脏活动所产生的生物电变化传至体表,因此,在机体任何部位安置引导电极,通过放大器都能记录到心脏的生物电变化,所记录到的心电变化曲线就是心电图。

心脏的兴奋部位与未兴奋部位之间具有一定的电位差,此电位差又有一定的大小和方向(向量)。这个具有一定电压强度并具有一定方向的电位变化,称之为心电向量。心脏是一个立体器官,在激动过程的每一瞬间所产生的心电向量都占有一定的空间位置,即有上下、左右、前后的立体关系。这种反映立体的向量,称为空间心电向量。可以运用示波器或生理信号采集处理系统,将心电向量变化的平面运动轨迹记录下来,这就是心电向量图(vectorcardiography,VCG)。

若将相互垂直的两个导联的电位变化经放大后分别输入示波器的 Y 轴和 X 轴,可显示出额平面的心电向量环。心房去极化过程显示 P 环,心室去极化过程显示 QRS 环,心室复极化过程显示 T 环。心电向量图所记录到的环是立体心电向量图在导联平面上的投影,而心电图则为平面心电向量图在导联轴上的投影,如图 3-15 所示。

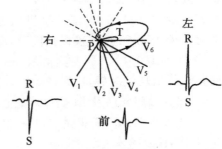

图 3-15　心电图与心电向量环关系示意图

【实验动物】

蟾蜍。

【实验器材与药品】

RM6240 生理信号采集处理系统,生物电引导电缆;

常规手术器械(手术剪、眼科剪、组织镊、眼科镊),蛙钉,玻璃分针;

任氏液。

【实验步骤】

1. 损毁蟾蜍的脑和脊髓,用蛙钉将蛙仰卧位固定在蛙板上。

2. 自剑突下将胸部皮肤剪掉,剪去胸骨,打开心包,暴露心脏。

3. 将记录心电图的生物电引导电缆头端插入通道1,按照如下导联方式将连有导线的鳄鱼夹分别夹在蟾蜍的右前肢和两后肢的蛙钉上:电缆另一端的正极(红色)接左下肢,负极(绿色)接右上肢,参考电极(黑色)接右下肢(见"菜单"→"帮助"→"实验参考手册"→"实验八、心电图实验")。电缆的输入导线与 RM6240 生理信号采集处理系统的通道1相连。

4. 在"实验"菜单中选择"心电图",点击"记录"。调节灵敏度,使心电图的最大波幅占通道的 1/4 左右。

5. 实验观察

① 如图 3-16a 所示,进行Ⅱ导联在体心电图观察。

② 将引导电极随意放置于蟾蜍身体各部位,观察是否可以记录到心电图,其波形有何变化。

③ 在体肢体Ⅱ导联不变,用镊子夹住主动脉干,连同静脉窦一起快速剪去心脏(将心脏放于盛有任氏液的培养皿内),观察心电图有何变化。

④ 将培养皿中的心脏重新放回胸腔中原来的位置,观察心电图的变化。

⑤ 将心脏倒放（心尖向上），观察心电图波形的变化。

⑥ 从蟾蜍体上取下鳄鱼夹，模拟肢体Ⅱ导联的连接方式，分别夹在培养皿边缘，并与培养皿内的任氏液相接触，再将心脏模拟体内位置放置于培养皿内，如图3-16b，观察是否出现心电图波形。

⑦ 再将心脏倒放（心尖向上），观察心电图波形的变化。

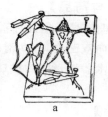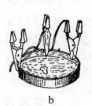

图3-16 蛙心心电图的在体引导（a）与体外引导（b）

【注意事项】

1. 剪取心脏时，切勿伤及静脉窦。

2. 在冬季做此实验前，可将蟾蜍放入30℃的温水中游泳10min，以免心率太慢。

3. 心脏离体后，为避免发生凝血，应尽快用手指轻轻挤压心脏，使血液排出。

【思考题】

1. 为什么将电极安置在蟾蜍体表或体内的任何部位均可记录到心脏的生物电活动？

2. 为什么通过培养皿中的任氏液引导也能记录到心电变化？

3. 剪下蟾蜍的心脏时，为什么要保证静脉窦的完整？

实验20 蟾蜍心室的期前收缩和代偿间歇

【实验目的】

1. 通过在心脏活动的不同时期给予刺激，观察心肌兴奋性阶段性变化的特征；

2. 学习蟾蜍在体心脏舒缩活动和心电图记录方法。

【实验原理】

心肌每兴奋一次，其兴奋性就发生一次周期性的变化。心肌兴奋性的特点在于其有效不应期特别长，约相当于整个收缩期和舒张早期。因此，在心脏的收缩期和舒张早期内，任何刺激均不能引起心肌兴奋和收缩。但在舒张早期以后，给予一次较强的阈上刺激就可以在正常节律性兴奋到达以前，产生一次提前出现的兴奋和收缩，称之为期前兴奋和期前收缩。同理，期前兴奋也有不应期。如果下一次正常的窦性节律性兴奋到达时正好落在期前兴奋的有效不应期内，便不能引起心肌兴奋和收缩，则在期前收缩之后就会出现一个较长的舒张期，这就是代偿间歇（图3-17）。

【实验动物】

蟾蜍。

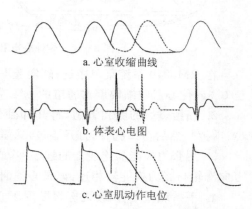

a.心室收缩曲线

b.体表心电图

c.心室肌动作电位

图3-17 心室期前收缩和代偿间歇原理示意图

【实验器材与药品】

RM6240生理信号采集处理系统,张力换能器,刺激电极及刺激输出电缆,微调位移固定器,铁架台,万向双凹夹,万向滑轮;

蛙类解剖手术器械,蛙钉,玻璃分针,蛙心夹或小金属钩;

任氏液。

【实验步骤】

1. 仪器准备

如图3-18所示,将张力换能器接RM6240生理信号采集处理系统通道1,刺激电极与刺激输出端口连接。打开电源,进入记录状态。

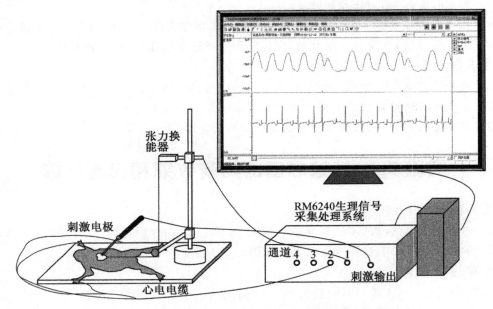

图3-18 蟾蜍心电和心收缩活动记录实验装置示意图

在RM6240系统菜单中选择"实验"→"循环"→"期前收缩"→"代偿间歇",调节灵敏度至0.3g,使心肌收缩幅度占通道的1/4左右。

2. 损毁蟾蜍的脑和脊髓,将其仰卧位固定于蛙板上。从剑突下将胸部皮肤向上剪开(或剪掉),然后剪掉胸骨,打开心包,暴露心脏。

3. 用张力换能器连线上的蛙心夹(或小金属钩)在心室舒张期夹(或钩)住心尖,丝线经万向滑轮与张力换能器相连,记录心搏曲线。

4. 手持刺激电极,使之轻轻贴附于心室表面,确定电极的方位后,用橡皮泥或万向双凹夹固定电极的塑料柄。

5. 实验观察

① 描记正常蛙心的搏动曲线,分清曲线的收缩相和舒张相。

② 在心室舒张后期刺激心室,观察能否引起期前收缩,随后是否出现代偿间歇。

③ 分别在心室收缩期和舒张早期电刺激心室,观察能否引起期前收缩。

6. 按照图 3-19 所示,使用"区域测量"功能进行测量,将数据填入表 3-3。

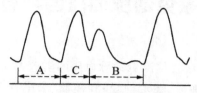

图 3-19 心动周期测量示意图

表 3-3 心动周期测量数据记录表

单位:ms

次数	A 正常心动周期时程	B 期前收缩起点至下次正常 心室收缩起点的时间	C 心室收缩起点与期前收 缩起点的最短时间
1			
2			
3			

测量方法:以记录正常心动周期时程为例,在分析菜单中选择"区域测量",用鼠标左键分别点击收缩相起始点和下次收缩相起始点,选定区域,弹出的数据板中的"区域时间"数据即为心动周期时程。

【注意事项】

1. 刺激器的预先设置参数中,刺激强度为 1.5V,不一定能有效地引起期前收缩,这时可适当增加刺激强度。

2. 心室与换能器的连接线松紧要适宜,避免前负荷过大。

3. 应在装置连接及设置无误的情况下进行实验。可以先进行步骤 5②,如果能成功引起期前收缩,则证明装置连接及设置无误。

4. 电刺激蛙的心室时,不可一直用手持电极进行刺激,否则手的抖动会干扰记录的收缩曲线。

5. 当进行期前刺激时,可根据电脑屏幕上实时显示的收缩曲线掌握时机。

6. 实施一次刺激后,应再过几次心动周期以后再次刺激,避免频繁刺激。

【思考题】

1. 比较不同时期刺激的效果,产生期前收缩需要哪些条件?为什么?

2. 分析表 3-3 中数据,可看出 A、B、C 三列数值之间有何数学关系?这反映了什么原理?

实验 21　家兔动脉血压的神经、体液调节

【实验目的】

1. 学习用颈总动脉插管法直接测量动脉血压的实验方法；

2. 观察某些神经（减压神经、迷走神经）和体液（去甲肾上腺素、乙酰胆碱等）因素对动脉血压的调节作用；

3. 通过观察不同受体阻断剂对血压调节的影响，证明参与体液调节的受体类型。

【实验原理】

将动脉导管插入颈总动脉的向心端，可以测得动脉血压的端压，该压力的变化经压力换能器转换成电信号再输入生理信号采集处理系统，在计算机屏幕上显示动脉血压的曲线。这种测压方法属于直接测压法。动脉血压波形（图 3-20）有以下三种：

一级波（心搏波）：乃由于心室舒缩所引起的血压波动，心缩时上升，心舒时下降，频率与心率一致。

二级波（呼吸波）：乃由于呼吸运动引起的血压波动，吸气时上升，呼气时下降。

三级波：不经常出现，可能是由血管运动中枢紧张性的周期性变化所致。

动脉血压是综合反映心血管功能的一个重要的指标。动脉血压的高低主要取决于心输出量、外周阻力、循环血量与血管容积等因素，因此，凡能影响心输出量、外周阻力及血量的各种因素均能影响动脉血压。在正常生理情况下，人和高等动物的动脉血压是相对稳定的。这种相对稳

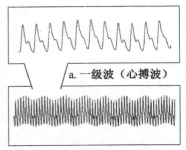

a. 一级波（心搏波）

b. 二级波（呼吸波）

图 3-20　家兔动脉血压波形
（示一级波和二级波）

定性是通过神经和体液调节而实现的。神经调节主要是通过各种心血管反射而实现，其中较重要的反射是颈动脉窦和主动脉弓压力感受器反射，即减压反射。此反射既可在血压升高时降压，又可在血压降低时升压。家兔的主动脉神经为独立的一条，又称降压神经（减压神经）。反射的传出神经为心交感神经、心迷走神经和交感缩血管纤维。

支配心脏的传出神经有交感神经和迷走神经，而绝大多数血管都受交感缩血管神经支配。它们均通过其末梢释放的神经递质与心肌和血管壁平滑肌的相应受体结合而发挥其生理作用。心交感神经兴奋，引起心脏正性变时变力变传导作用，心输出量增加，动脉血压升高。心迷走神经兴奋，引起心脏负性变时变力变传导作用，心输出量减少，动脉血压降低。交感缩血管纤维兴奋时，释放去甲肾上腺素，与血管平滑肌细胞的 α 受体结合，引起阻力血管收缩，动脉血压升高。

心血管活动除受神经调节外，还受血液中化学物质及相应药物的影响。拟肾上腺素药，如肾上腺素、去甲肾上腺素、异丙肾上腺素和多巴胺等，通过激动 α 和（或）β 受体影响心脏和血管的活动，改变心输出量和外周阻力，进而影响动脉血压。外源性给予乙酰胆碱可产生类似心迷走神经兴奋时心脏抑制效应，并激动血管内皮细胞上的 M 受体，释放 NO，舒张血管，降低外周阻力，从而降低动脉血压。酚妥拉明、普萘洛尔和阿托品等可通过阻断 α 受体、β 受体和 M 受体而拮抗这些药物的效应。

【实验动物】

家兔。

【实验器材与药品】

RM6240生理信号采集处理系统,压力换能器,微调位移固定器,铁架台,三通开关;

常规手术器械(手术刀、手术剪、组织镊、眼科剪、止血钳),玻璃分针,20ml、2ml、1ml注射器,针头,小动物手术台,动脉夹,动脉插管,丝线,注射器;

生理盐水,25%乌拉坦溶液,1000U/ml、10U/ml肝素溶液,0.01%肾上腺素溶液,0.01%去甲肾上腺素溶液,0.01%酚妥拉明溶液,0.1%普萘洛尔溶液,0.01%乙酰胆碱溶液,0.1%阿托品溶液。

【实验步骤】

1. 仪器准备

① 点击"实验"菜单,选择"循环"菜单中的"兔动脉血压调节"。系统进入该实验信号记录状态。仪器参数:血压(kPa)或血压(mmHg),扫描速度500ms/div,灵敏度12kPa(或90mmHg),时间常数为直流,滤波频率100Hz,采样频率800Hz。刺激器参数:正电压,连续单刺激方式,刺激强度5~10V,刺激波宽2ms,刺激频率30Hz。

② 准备检压系统:如图3-21所示,将刺激输出端口经电缆与一保护刺缴电极相连,将动脉导管与压力换能器相连,接入生理信号采集处理系统的通道1。通过三通开关用肝素溶液充灌压力换能器与动脉导管,排净动脉导管与压力换能器中的气泡,然后关闭三通开关备用。注意保护压力换能器,避免损坏。

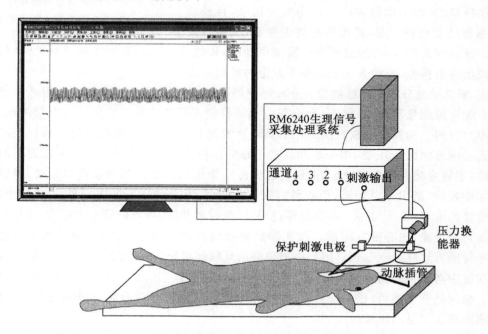

图3-21 家兔动脉血压记录实验装置示意图

2. 手术过程

① 麻醉与固定:动物称重,按4ml/kg体重的剂量以耳缘静脉注射25%乌拉坦溶液麻

醉。将动物仰卧位固定于小动物手术台上。

② 气管插管：剪去家兔颈部的毛，在喉下正中部位纵向切开（或剪开）皮肤，上起自甲状软骨，下至胸骨上缘，切口长 5～7cm。若有出血点，可用棉球压迫止血，或用止血钳止血。皮肤完全切开后，再继续用止血钳等器械钝性分离皮下软组织。纵向分开软组织及颈部肌肉，直至暴露气管。分离气管，在气管下方穿一棉线，用手术刀在 4、5 气管软骨环之间横向切开约一半（注意：不要超过一半），再用剪刀纵向剪开，形成一个"⊥"形（倒 T 形）的切口。这一过程可能引起气管出血。此时应先用干棉签快速清理气管内的血块，直至清除干净。再将气管插管由剪口处向肺的方向插入气管内，用备用的棉线横向结扎，再纵向固定，以免插管脱落。

③ 分离右侧减压神经和迷走神经：在颈部可见位于正中的胸骨舌骨肌和侧面斜行的胸锁乳突肌。用止血钳沿右侧胸锁乳突肌侧缘进行钝性分离，可见位于其下层的颈总动脉。也可右手持玻璃分针，用左手的拇指和食指将右侧皮肤及肌肉提起向外翻，其余三指从皮肤外面向上顶，暴露出气管右侧的颈部血管神经束（在家兔包括颈总动脉、迷走神经、交感神经、减压神经，如图 3-22 所示）。辨认但不分离颈总动脉。颈总动脉的特点是粗壮，有搏动，富有弹性，直且少分支，通常呈浅红色。仔细辨认与颈总动脉伴行的三条神经，其中最细的为减压神经（又称主动脉神经），仅为头发粗细，且经常与交感神经紧贴在一起，最粗的为迷走神经，交感神经

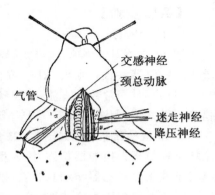

图 3-22　家兔颈总动脉和迷走
神经解剖位置示意图

居中。仔细辨清后，小心地分离出一段减压神经，长约 3～5cm，在下方穿两根细丝线备用。再分离出迷走神经，长约 3～5cm，在下方穿两根细丝线备用。

④ 颈总动脉分离和动脉插管：分离好神经后再分离颈总动脉。小心地用玻璃分针分离出右侧一段颈总动脉，暴露 3～5cm 长。用眼科镊在颈总动脉下方穿过一双股的丝线，然后剪成两根线。用其中一根直接结扎颈总动脉的远心端，以永久阻断血流。再在距离结扎处向近心端方向约 3cm 处，用一小动脉夹小心夹住颈总动脉以阻断血流。夹闭血管时为避免夹破，不宜直接夹在血管壁上，而要衬以部分结缔组织。确保两端血流阻断后，轻轻提起远心端结扎线，牵引颈总动脉，用眼科剪在其前壁以 45°角斜向心脏方向剪一 V 形小口，深度为管径的 1/3～1/2（注意：不要剪得过深，以免拉断动脉，导致插管术失败）。用眼科镊小心提起切口上缘，向心脏方向插入已充满肝素溶液的动脉导管（注意：勿插入动脉壁外夹层），导管插入动脉约 0.5cm。用另一根预埋的丝线扎紧导管，并在侧管上打结固定，以防导管从动脉中滑脱出来而导致大出血。导管的另一端通过三通开关连接压力换能器，另一端密闭。确保插管无误后，松开动脉夹，即可在生理信号采集处理系统记录到动脉血压信号，在电脑屏幕上可见血压波。

⑤ 耳缘静脉留置针：将一头皮针接三通开关进行肝素化，然后小心地将头皮针穿刺进入耳缘静脉，用胶带将头皮针固定在耳缘部位。三通开关的一个端口固定接一支 10ml 注射器，注射器内充满肝素溶液（10U/ml），三通开关的另一个端口用一注射器给药。每次推注药物后，即切换三通开关。用肝素溶液将三通开关腔内和导管中残留的药物送入静脉中，

再关闭三通开关。

⑥ 全身肝素化：经耳缘静脉缓缓注入 1000U/ml 肝素溶液，剂量为 1ml/kg 体重，进行全身肝素化处理。如果④、⑤项费时较长，建议在动脉插管前进行全身肝素化。

3. 实验观察

① 将压力换能器的输入插头连接到生理信号采集处理系统上，放开动脉夹，记录正常的家兔动脉血压曲线。

② 用动脉夹夹闭一侧颈总动脉，阻断血流 15s，记录血压及心率的变化。

③ 静脉注射肾上腺素：从耳缘静脉注入 0.01% 肾上腺素 0.3ml，并立即用肝素溶液将药物完全送入耳缘静脉中（做法见第 2 步中的第⑤项，以下各步给药后也同样操作），记录血压的变化。

④ 静脉注射去甲肾上腺素：从耳缘静脉注入 0.01% 去甲肾上腺素 0.3ml，记录血压的变化。

⑤ α受体作用分析：从耳缘静脉注射肾上腺素能受体阻滞剂 0.01% 酚妥拉明溶液，剂量为 2ml/kg 体重，观察血压的变化。3~5min 后，重复上面的第③和④项，剂量同前。记录血压的变化。

⑥ β受体作用分析：从耳缘静脉注射肾上腺素能受体阻滞剂 0.1% 普萘洛尔溶液，剂量为 2ml/kg 体重，观察血压的变化。3~5min 后，重复上面的第③和④项，剂量同前。记录血压的变化。

⑦ 静脉注射乙酰胆碱：从耳缘静脉注入 0.01% 的乙酰胆碱 0.2ml，记录血压的变化。

⑧ M 受体作用分析：从耳缘静脉注入 0.1% 阿托品溶液 0.2ml，观察动脉血压的变化。5~10min 后，重复上面的第⑦项，剂量同前。记录血压的变化。

⑨ 刺激减压神经：用中等强度的连续电脉冲刺激减压神经 10~15s，记录血压的变化。

⑩ 刺激迷走神经：用中等强度的连续电脉冲刺激迷走神经 10~15s，记录血压的变化。然后进行双结扎剪断，再分别刺激中枢端和外周端。记录血压变化。

4. 分别测量并记录上述各项处理前、后血压和心率值，并填入表 3-4 中。

表 3-4　不同因素对家兔动脉血压、心率的影响结果记录表

处理因素	处理前		处理后	
	血压/kPa	心率/(次/min)	血压/kPa	心率/(次/min)
夹闭右颈总动脉 15s				
注射肾上腺素				
注射去甲肾上腺素				
注射酚妥拉明				
注射酚妥拉明＋肾上腺素				
注射酚妥拉明＋去甲肾上腺素				
注射普萘洛尔				
注射普萘洛尔＋肾上腺素				
注射普萘洛尔＋去甲肾上腺素				

处理因素	处理前		处理后	
	血压/kPa	心率/(次/min)	血压/kPa	心率/(次/min)
注射乙酰胆碱				
注射阿托品				
注射阿托品＋乙酰胆碱				
刺激右侧减压神经				
刺激完整迷走神经				
刺激迷走神经外周端				
刺激迷走神经中枢端				

【注意事项】

1. 注射麻醉药不能过量,注射先快后慢,并密切注意动物呼吸状况和反射消失情况,全部麻醉药可在 2~3min 注射完毕。

2. 在颈部的血管、神经分离以及类似的其他分离操作中,尽量避免用金属器械刺激神经,更要防止刃器或带齿的器械损伤血管、神经,而应用烧制完好的玻璃分针或玻璃钩顺血管、神经的走向细心剥离。

3. 在进行颈部切开和分离气管时,应当避免伤及颈静脉,以免引起出血。

4. 分离颈部的血管和神经时,应仔细辨认清楚后才能分离,避免因先分离而弄乱神经位置,令神经与筋膜难以辨认。分离时根据需要先将较细的神经分离出来,再分离其他神经和血管,并随即在各血管、神经下穿埋粗细、颜色不同的丝线以标记。

5. 手术过程中应尽量避免损伤神经,分离神经时应特别仔细,操作要轻,勿过度牵拉。

6. 用动脉夹夹闭颈总动脉的时间不可过久,否则容易造成血管的损伤。

7. 如果一侧的神经分离失败,则应改在另一侧重新分离,继续完成实验。

8. 如果不慎剪断一侧的颈总动脉,则应先将动脉夹夹闭的近心端也用丝线完全结扎,然后改在另一侧重新分离。

9. 完成一项观察后,通常要等待几分钟,待血压基本恢复稳定后,才能进行下一项实验。

10. 随时注意动物麻醉深度。如实验时间过长,动物经常挣扎,可补注少量麻醉药。

11. 随时注意动脉插管的位置,特别是动物挣扎时,避免动脉套管扭转而阻塞血流或戳穿血管。

12. 注意保温。深度麻醉可使外周血管扩张,散热加快,如果不注意保温,容易引起动物死亡。

13. 实验中需多次进行静脉注射,应注意保护兔的耳缘静脉,注射时应从远离耳根部位开始,逐渐移近耳根。

14. 若松开动脉夹后未能记录到血压波,则应逐步检查以排除以下情况:

① 动脉导管内是否发生凝血。正常情况下,松开动脉夹后,即可在动脉导管插入端见动脉血的液面随心脏搏动而波动。如果不见动脉血波动,则应检查是否发生凝血。

② 确保压力换能器的另一端已关闭，三通开关也关闭。

③ 如果①和②均已排除，家兔有正常呼吸，但仍不见血压波动信号，则应检查压力换能器是否损坏，仪器连接是否正确。

15. 家兔全身肝素化和动脉导管内肝素化的目的在于避免动脉插管内形成血液凝块。凝血最易发生在动脉插管的尖端。一旦血凝块形成，则血压曲线的脉压差会减小，甚至变为零。在发现凝血时，可用三通开关先中断动脉套管与压力换能器的连通，而后剪开结扎线，取下套管清除凝血块，然后补注少量肝素，再重新插入动脉导管。

16. 耳缘静脉应预留穿刺部位以进行给药和注射空气处死。如果预留不足以继续给药或空气处死，或者两侧颈总动脉插管术均失败，则可考虑分离股静脉、股动脉来代替。具体分离方法是：家兔仰卧位固定，剪去股三角区的被毛。用手指触摸股动脉搏动明显处，沿股动脉走向行局麻，切开皮肤 3～5cm，切口起自腹股沟处。用止血钳分离皮下组织及筋膜，即可见股动脉、股静脉和股神经，三者的位置从外向内依次为股神经、股动脉、股静脉。股动脉位置居于股神经和股静脉下方。用蚊式止血钳小心分离出股神经，然后再仔细分离股动、静脉。注意：股动脉有一较大分支股深动脉垂直向下伸向肌层，分离时应避免损伤之。分离出股动脉段长 2～3cm。结扎股动脉远心端，用动脉夹夹住近心端，穿丝线备用。持眼科剪向心脏方向斜向 45°将血管剪一小口，插管至 2～3cm 深后，用丝线结扎固定备用。

【思考题】

1. 夹闭一侧颈总动脉对血压有何影响？其调节机制如何？
2. 肾上腺素和去甲肾上腺素对心血管作用有何异同？
3. 比较本实验所用各药物对心血管作用的特点及阻断药的作用。
4. 如何能证明减压神经是传入神经？
5. 刺激迷走神经外周端会引起心率如何改变？机制如何？

实验 22 减压神经放电及其影响因素的观察

【实验目的】

1. 观察家兔减压神经传入冲动与动脉血压之间的关系；
2. 理解颈动脉窦和主动脉弓压力感受性反射的机制；
3. 了解减压神经放电的影响因素。

【实验原理】

颈动脉窦和主动脉弓压力感受性反射具有稳定动脉血压的作用。主动脉神经为主动脉弓管壁上压力感受器的传入纤维。家兔的主动脉弓压力感受器的传入神经在颈部自成一束，称为减压神经，可在实验中单独检测其神经冲动。减压神经的传入冲动对动脉血压的升降有监控作用。当动脉血压升高或降低时，主动脉弓压力感受器的传入冲动也随之增多或减少，使减压反射相应地增强或减弱，以保持动脉血压相对稳定。本实验将减压神经置于引导电极上，通过适当的放大装置，引导减压神经放电并用生理信号采集处理系统进行观察记录。

【实验动物】

家兔。

【实验器材与药品】

RM6240 生理信号采集处理系统,引导电极;

小动物手术台,常规手术器械(手术刀、手术剪、组织镊、眼科剪、止血钳),气管插管;

2%戊巴比妥钠溶液(或 25%乌拉坦溶液),0.01%去甲肾上腺素溶液,0.01%乙酰胆碱溶液。

【实验步骤】

1. 麻醉和固定

家兔称重后,用 25%乌拉坦溶液(剂量为 4ml/kg 体重)或 2%戊巴比妥钠溶液(剂量为 2ml/kg 体重),经耳缘静脉注射麻醉。待动物麻醉后,仰卧位固定在手术台上。

2. 手术过程

颈部剪毛,颈部正中切开皮肤约 8～10cm,分离皮下组织及肌肉,暴露气管。行气管插管术。气管两侧的颈总动脉鞘内走行有颈总动脉、迷走神经、交感神经和减压神经。其中,迷走神经最粗,交感神经次之,减压神经最细且常与交感神经紧贴在一起。用止血钳把周围的皮肤提起,做成人工皮兜,注入温热的液体石蜡浸泡神经,防止神经干燥并保温。用玻璃分针仔细分离减压神经,将其悬挂于引导电极,将引导电极接入通道1。

3. 仪器准备

按图 3-23 所示连接实验装置。开启系统,点击"实验"菜单,选择"循环"菜单中的"兔减压神经放电"。

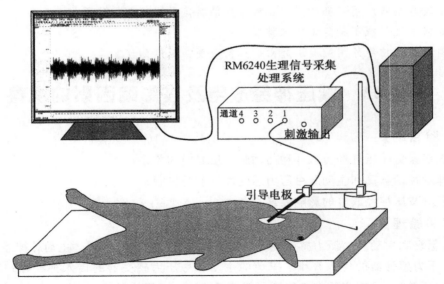

图 3-23 减压神经放电记录实验装置示意图

4. 实验观察

① 减压神经放电的观察:观察血压正常时减压神经放电的波形、频率和幅度。

② 耳缘静脉注射 0.01%去甲肾上腺素溶液 0.2～0.3ml,观察减压神经放电时的波形

有何变化。

③ 耳缘静脉注射 0.01％乙酰胆碱溶液 0.2～0.3ml,观察减压神经放电时的波形有何变化。

【注意事项】

1. 本实验与离体神经干上记录动作电位不同,由于引导电极置于动物体内,除可记录到神经干发放的冲动外,尚可记录到动物的心电、肌电以及环境中存在的交流干扰,故应尽量排除和防止这些干扰。引线均要求是屏蔽线。使用的仪器和动物要接地。引导电极要与神经良好接触。

2. 为消除心电干扰,引导电极要尽量远地离开心脏,并需要与周围组织绝缘。

3. 为排除由呼吸肌收缩引起的肌电干扰,应检查气管插管是否通畅。

4. 实验过程中可用温热液体石蜡保持神经润湿。

【思考题】

1. 减压神经放电和动脉血压有什么关系?

2. 减压神经传入冲动每一次发放的冲动数目和幅度是由什么因素决定的?

实验 23　家兔呼吸运动的调节

【实验目的】

1. 学习记录呼吸运动曲线的实验方法;

2. 观察血液理化因素改变对家兔呼吸运动的影响;

3. 了解肺牵张反射在呼吸运动调节中的作用。

【实验原理】

肺的通气由呼吸肌的节律性收缩完成,呼吸肌的节律性运动由呼吸中枢控制。机体内外各种刺激可直接作用于呼吸中枢和(或)外周的感受器,反射性地影响呼吸运动。肺牵张反射是保证呼吸运动节律的机制之一。血液中的 O_2 分压、CO_2 分压、H^+ 浓度的改变刺激中枢和外周化学感受器,产生反射性调节,是保证血液中气体分压稳定的重要机制。

【实验动物】

家兔。

【实验器材与药品】

RM6240 生理信号采集处理系统,呼吸流量换能器(或张力换能器和微调位移固定器),保护刺激电极,铁架台;

常规手术器械(手术刀、手术剪、组织镊、眼科剪、止血钳),小动物手术台,气管插管,50cm 长的橡胶管,注射器,CO_2 气囊;

2％戊巴比妥钠溶液(或 25％乌拉坦溶液),2％乳酸溶液,生理盐水。

【实验步骤】

1. 家兔称重、麻醉与固定

家兔称重后,用 25％乌拉坦溶液(剂量为 4ml/kg 体重)或 2％戊巴比妥钠溶液(剂量为 2ml/kg 体重),经耳缘静脉注射麻醉。实际麻醉时,应以动物反射消失为注射终点。麻醉完成后,立即从兔固定箱中取出,并仰卧位固定于小动物手术台上。

2. 剪去颈部与剑突腹面的被毛,切开颈部皮肤,钝性分离气管并插入气管导管。再分离出双侧迷走神经,穿双线备用。

3. 仪器准备

按图3-24所示连接实验装置。点击"实验"菜单,选择"呼吸"菜单中的"呼吸运动调节"。刺激器参数:正电压,连续单刺激,刺激强度3~5V,刺激频率30Hz。

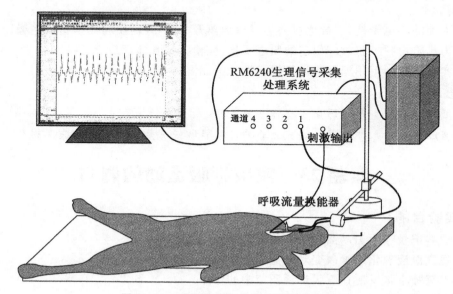

图3-24　呼吸流量记录实验装置示意图

4. 急性动物实验时,记录呼吸运动的方法大致有以下三种:第一种是通过气管插管记录呼吸流量,间接反映呼吸运动;第二种是直接记录膈肌的收缩运动;第三种是记录胸腹部的运动,主要反映膈肌的收缩活动。

方法1:呼吸流量记录法。

如图3-24所示,将呼吸流量换能器通过胶管与气管导管相连,另一端与生理信号采集处理系统通道1相连。打开系统,设置仪器参数:通道记录流量,灵敏度2.5ml,走纸速度1s/div,时间常数为直流,滤波频率30Hz,采样频率800Hz。

方法2:膈肌运动记录法。

切开胸骨下端剑突部位的皮肤,沿腹白线切开长约2cm的切口。细心分离剑突表面的组织,并暴露剑突软骨与骨柄。剪断剑突骨柄(注意:不能剪得过深,以免伤及其下附着的膈肌)。此时剑突软骨与胸骨完全分离。提起剑突,可见剑突随膈肌的收缩而运动。将缚有长线的金属钩钩于剑突中间部位,线的另一端连接张力换能器,将其与通道1相连。打开系统,调节该通道的灵敏度,记录明显的呼吸运动曲线。

方法3:胸腹运动记录法。

用手指触摸,找到家兔胸腹部呼吸运动最明显处,以手术缝合线穿过该部皮肤并结扎,将线的另一端连接于张力换能器上,将其与通道1相连。打开系统,调整线的松紧程度,描记呼吸曲线。

5. 实验观察

① 慢速记录正常的呼吸运动曲线,注意分清吸气与呼气时曲线的方向。

② 延长气道对呼吸运动的影响:将长约 50cm 的橡胶管连于气管插管的一个侧管上,持续 10~15s,观察呼吸运动的改变。

③ CO_2 对呼吸运动的影响:将 CO_2 气囊管口与气管插管的通气管伸入一烧杯中,打开气囊,使吸入气 CO_2 增加(注意:避免气囊内气体直接冲击气道),持续 10~15s,观察呼吸运动的变化。

④ 注射乳酸对呼吸运动的影响:经耳缘静脉一次性快速注入 2‰乳酸溶液 3ml,观察呼吸运动的变化。

⑤ 迷走神经在呼吸运动调节中的作用:

先刺激颈部一侧迷走神经,观察呼吸运动。

双结扎该侧迷走神经后切断,观察并记录呼吸运动的变化。

再切断另一侧,对比切断迷走神经前后呼吸频率与深度的变化。

分别刺激迷走神经中枢端与外周端,观察呼吸运动。

6. 数据测量

若呼吸运动(流量)曲线整齐规则,则采用自动测量法。具体操作为:在通道左侧的菜单中点击"选择"工具条,选择"静态统计测量"→"呼吸"→"通用测量"→"连续波",选中"呼吸频率"和"呼吸深度(平均值)",用鼠标点击所需测量的呼吸曲线段,则可测出相应数据。

假如呼吸曲线不规则(如刺激迷走神经引起呼吸不规则),用自动测量法无法测量或者测量明显错误,则需分步测量。

如系采用膈肌运动记录法,则可使用"分析"菜单中的"区域测量"工具,用鼠标左键先后点击信号显示区下方的刺激标记起始点和终止点,在弹出的数据板中读取"峰-峰值"和"区域时间",读取"峰-峰值"作为呼吸深度,数出呼吸次数,除以区域时间,可得呼吸频率。

如系采用呼吸流量记录法,则首先测量刺激持续时间,使用"分析"菜单中的"区域测量"工具,用鼠标左键先后点击信号显示区下方的刺激标记起始点和终止点,在弹出的数据板中读取"区域时间",打开"分析"菜单中的"面积测量"工具,选择"绝对值",用鼠标左键先后点击信号显示区下方的刺激标记起始点和终止点,在弹出的数据板中读取区域面积,用区域面积除以区域时间即为呼吸深度。

无论采用何种记录法,呼吸频率的计算均可先数出该区域时间内呼吸的次数,再根据测得的"区域时间"进行换算,得到每分钟的呼吸次数,即呼吸频率。

7. 将上述各观察项目处理前后家兔呼吸的深度与频率的变化填入表 3-5。

表 3-5　各种因素对家兔呼吸运动的影响结果记录表

处理因素		呼吸深度/(ml/s)	呼吸频率/(次/min)	变化趋势
延长气道	前			
	后			

处理因素		呼吸深度/(ml/s)	呼吸频率/(次/min)	变化趋势
增加吸入气 CO_2	前			
	后			
注射乳酸	前			
	后			
刺激一侧迷走神经	前			
	后			
结扎（切断）该侧迷走神经	前			
	后			
结扎（切断）另一侧迷走神经	前			
	后			
刺激迷走神经中枢端	前			
	后			
刺激迷走神经外周端	前			
	后			

【注意事项】

1. 麻醉是本实验的关键步骤,麻醉过深或者麻醉过浅均可引起实验失败。应当注意麻醉的几个要点：药物要一次性注入；静脉注射要先快后慢；麻醉药注射应在反射消失时即停止,而不应拘泥于参考剂量；整个过程中一定要时刻观察动物呼吸状况,一旦呼吸过慢或者暂停,立即采取急救措施。关于麻醉和复苏抢救,详见"1.7.2 动物的麻醉"的介绍。

2. 切开颈部皮肤,并小心地剪开皮下的硬膜后,气管的分离务必采用钝性分离法,禁止使用剪刀、手术刀等尖锐的器械,否则因颈部血管丰富,很容易引起大出血。

3. 行气管插管前,应检查气管是否有出血。可用细棉签伸入气管内,如发现带出血块或者有出血,则应更换棉签,再次清理,如此重复,直至棉签无明显血迹方可进行气管插管。

4. 呼吸流量曲线如果毛糙,则影响测量结果的准确性,甚至无法测量。实验记录过程中,如记录到呼吸流量曲线毛糙,则应怀疑气管内有出血或分泌物阻塞气流,可先停止记录,取下气管插管,用棉签清理气管后,重新开始记录。

5. 记录结束后,在选择打印原始数据时,注意每一观察项目的图像中均应包含刺激前、刺激时、刺激后的三部分曲线,其中刺激前约占 1/4～1/3 时程,如果刺激引起的变化需要很长时间才恢复,则可调节通道右侧的扫描速度参数,如将 1div/s 调至 2.5div/s,甚至 5div/s,直至整个过程完整地显示在同一屏幕中后,再将当前屏幕生成图像。

6. 刺激务必要有标记,如果是持续的刺激,还应分别有开始刺激和结束刺激的标记。连续的电刺激因为在数据显示区下方有自动的电刺激标记,只需在数据显示区上方标记电刺激部位即可。

7. 经耳缘静脉注射乳酸时,要避免乳酸外漏,以免引起动物躁动和挣扎。

8. 实验结束后,按照"1.8.3 动物实验常用处死法"中介绍的注射空气法处死家兔。假如静脉注射无法进行,则可腹腔注射过量麻醉药(戊巴比妥钠,150～200mg/kg 体重)实行"安乐死"。

【思考题】

1. 增加吸入气体中 CO_2 对呼吸运动有何影响?为什么?

2. 注射乳酸对呼吸运动有何影响?为什么?

3. 延长气道对呼吸运动有何影响?其作用机制如何?

4. 根据理论知识,增加无效腔、吸入 CO_2 和注射乳酸对呼吸深度和频率的影响在程度上有何差异?你的实验结果与理论推测相符吗?为什么?

5. 采用膈肌运动记录法观察呼吸运动,与采用呼吸流量记录法相比,结果是否会完全一致?为什么?

6. 根据实验观察推断迷走神经在呼吸运动的反射性调节中起何作用,并简述理由。

7. 与只切断一侧迷走神经相比,假如把另一侧迷走神经也切断,切断后呼吸运动变化是否相同?为什么?

实验 24　膈神经放电及其影响因素的观察

【实验目的】

1. 观察与呼吸运动节律同步的膈神经集群的放电现象;

2. 加深对呼吸中枢的节律性兴奋的传出途径的认识;

3. 了解传出神经自发放电的记录方法。

【实验原理】

脑干呼吸中枢发放节律性冲动,通过膈神经和肋间神经,引起膈肌和肋间肌的节律性收缩,从而产生节律性的呼吸运动。膈神经放电常被作为呼吸运动的重要观测指标。机体内、外环境各种刺激对呼吸运动的影响,可以通过引导膈神经传出纤维的放电活动来观察。

【实验动物】

家兔。

【实验器材与药品】

RM6240 生理信号采集处理系统,呼吸流量换能器,引导电极,微调位移固定器,铁架台;

常规手术器械(手术刀、手术剪、眼科剪、止血钳、镊子),气管插管,玻璃分针,10ml、20ml 注射器,CO_2 气囊,50cm 长的橡胶管;

2%戊巴比妥钠溶液,1%盐酸吗啡溶液,2%尼可刹米溶液,生理盐水,液体石蜡。

【实验步骤】

1. 家兔称重后,用 25%乌拉坦溶液(剂量为 4ml/kg 体重)或 2%戊巴比妥钠溶液(剂量为 2ml/kg 体重),经耳缘静脉注射麻醉。麻醉时,应以动物反射消失为注射终点。麻醉药应由快到慢,一次性注入。

2. 将家兔仰卧位固定于手术台上。剪去颈部手术野被毛,从甲状软骨沿正中线向下做 5～6cm 皮肤切口至胸骨上缘,行气管插管术。如图 3-25 所示,气管插管的另一端接呼吸流量换能器,并与生理信号采集处理系统的通道 2 相连。

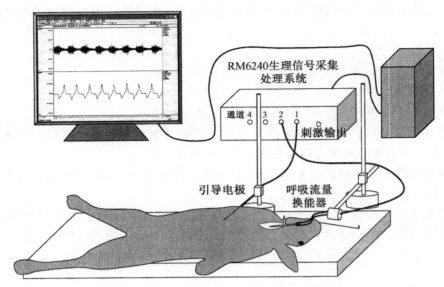

图 3-25　膈神经放电记录实验装置示意图

3.分离膈神经

方法 1：在颈外静脉和胸锁乳突肌之间向纵深分离，直至气管旁可见到较粗的臂丛神经向后外方向行走。膈神经较细，紧靠臂丛内侧向后内侧行走，在臂丛腹面横过形成交叉。认清膈神经后，用玻璃分针将膈神经向上分离出 1～2cm，穿线备用。

方法 2：将兔右侧胸壁去毛，沿胸骨右缘做一约 3～4cm 长纵切口，钝性分离肌层，充分暴露 7、8、9 肋骨（肌肉渗血较多时可用盐水纱布压迫止血或结扎止血）。用大止血钳平行地靠紧胸骨右缘自 10、9 间插入，于 7、6 肋间穿出并夹紧，并按此方法平行另夹一把止血钳。在两钳间剪断上述 7、8、9 肋骨，打开右侧胸腔，将镊子柄或刀柄插入切口，内向左轻轻推开心脏，深部可见走行于下腔静脉下方的膈神经。

用止血钳把神经周围的皮肤提起，做成人工皮兜，向皮兜内注入温热的液体石蜡，浸泡神经，防止神经干燥和保持温度。用玻璃分针仔细分离膈神经后，将其悬挂于引导电极上并固定电极。如图 3-25 所示，将引导电极连接生理信号采集处理系统的通道 1。

4.分离两侧迷走神经，穿线备用。

5.仪器准备与参数设定

电脑开机，进入 RM6240 生理信号采集处理系统；设置通道 1"生物电"的扫描速度为 250ms/div，灵敏度为 50μV；设置通道 2 为"流量 ml/s（1L）"，扫描速度 250ms/div，灵敏度为 5ml/s；关闭通道 3、4。

6.实验观察

① 观察正常呼吸运动与膈神经放电间的关系。

② 吸入气中 CO_2 浓度增加对膈神经放电的影响：将连有胶管的气管插管入气端与气囊排气管平行放入一烧杯中，打开气阀调节流量，使兔吸入高浓度 CO_2，观察膈神经放电及呼吸运动变化。

③ 增大无效腔对呼吸运动的影响：在气管插管入气端连接一长 50cm 的橡胶管以增大

无效腔,观察对膈神经放电及呼吸运动的影响。

④ 吗啡对呼吸的抑制作用:耳缘静脉注射 1% 盐酸吗啡溶液,注射量为1.5ml/kg体重,观察其对呼吸的抑制作用。

⑤ 尼可刹米(或盐酸二甲弗林)对呼吸的兴奋作用:待吗啡的抑制作用出现后,立即由耳缘静脉缓慢注射 2% 尼可刹米,注射量为 2.5ml/kg 体重,或 0.4% 盐酸二甲弗林,注射量为 1ml/kg 体重,观察膈神经放电及呼吸运动变化。

⑥ 迷走神经对膈神经放电的影响:先切断一侧迷走神经,观察膈神经放电及呼吸运动有何变化;再切断另一侧迷走神经,观察膈神经放电及呼吸运动有何变化。

【注意事项】

1. 麻醉不宜过浅,以免动物躁动,产生肌电干扰。

2. 分离膈神经时应轻柔,避免过度牵拉神经。

3. 每项观察内容结束后,必须待膈神经放电与呼吸运动恢复正常后再进行下一步操作。

【思考题】

1. 膈神经放电与呼吸运动间有何关系?

2. 切断一侧及双侧迷走神经后,膈神经放电有何变化?为什么?

3. 吸入高浓度 CO_2 后,膈神经放电有何变化?为什么?

4. 静脉注入尼可刹米后,膈神经放电有何变化?为什么?

5. 增大无效腔对膈神经放电有何影响?为什么?

实验 25　家兔胸膜腔内负压的观察

【实验目的】

1. 学习测定胸膜腔内负压的基本方法;

2. 观察家兔呼吸运动过程中胸内负压的变化和影响因素;

3. 观察气胸后呼吸运动和胸内负压的变化。

【实验原理】

一般情况下,无论吸气或呼气时,胸膜腔内的压强都低于大气压,故把这种负压称为胸内负压。胸内负压形成的主要条件有胸膜腔的密闭性和肺的回缩力。将通过橡胶管与压力换能器相连接的胸内插管或磨钝的粗注射针头插入实验动物胸膜腔,观察胸内负压的变化情况。在呼吸过程中,胸廓的扩大和缩小会引起肺扩张和回缩,肺的回缩力随肺的扩张而增大,随肺的回缩而减小,这样,表现为吸气时胸内负压增大,呼气时则相反。而当人工气胸时,胸膜腔的密闭性受到破坏,胸膜腔内的负压消失,肺的扩张也受到影响。

【实验动物】

家兔。

【实验器材与药品】

RM6240 生理信号采集处理系统,压力换能器,固定器,铁架台;

常规手术器械(手术刀、手术剪、组织镊、眼科剪、止血钳),小动物手术台,气管插管,20ml注射器,50cm长的橡胶管,纱布和线,胸内插管;

2%戊巴比妥钠溶液(或25%乌拉坦溶液),生理盐水。

【实验步骤】

1. 仪器准备

① 如图3-26所示,将胸内插管与压力换能器相连,并接入RM6240生理信号采集处理系统的通道1。通过三通开关,用生理盐水溶液充灌压力换能器内腔与胸内导管腔,小心排净胸内导管腔与压力换能器内腔中的气泡,然后关闭三通开关备用。压力换能器须与肺处于同一水平面。注意保护压力换能器,避免损坏。

② 开启系统,将通道1设置为"压力 cmH$_2$O",扫描速度500ms/div,灵敏度5cmH$_2$O。关闭其余三个通道。

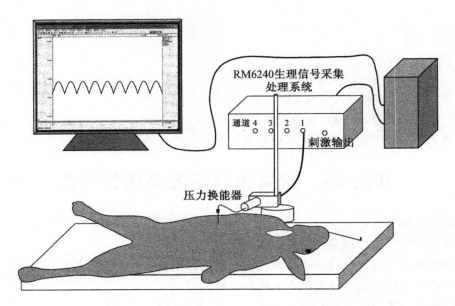

图3-26 胸膜腔内负压记录实验装置示意图

2. 动物准备

① 家兔称重后,用25%乌拉坦溶液(剂量为4ml/kg体重)或2%戊巴比妥钠溶液(剂量为2ml/kg体重),经耳缘静脉注射麻醉。麻醉时,应以动物反射消失为注射终点。麻醉药应由快到慢,一次性注入。注意:注射时要密切观察动物的呼吸、心跳、肌张力、角膜反射等,以防其因麻醉过深而死亡。麻醉后,将家兔仰卧位固定于小动物手术台上。

② 颈部手术:颈部剪毛备皮,在甲状软骨下缘沿正中线用手术刀切开皮肤,切口长5~7cm。用止血钳逐层分离皮下组织和肌肉,暴露气管。分离气管,在气管下穿线备用。

③ 气管插管:在气管靠近头端用剪刀剪一倒T形的切口,插入气管插管,用线固定,保证家兔呼吸通畅,以防窒息。

3. 胸部手术过程

将兔右侧胸部(相当于右腋前线第 4、5 肋间区域)的皮毛剪掉,然后将胸内插管针头于右腋前线上的第 4、5 肋间处沿第 5 肋骨上缘穿过胸壁,插入胸膜腔。当看到压力信号下降成为负值并随呼吸运动而上下移动时,说明插管针头已进入胸膜腔,应停止进针,并固定针头的位置。

4. 实验观察

① 观察实验条件下平静吸气和平静呼气时胸内负压的数值。

② 用力或加强呼吸时胸内负压的变化:将 50cm 长的橡胶管套于气管插管的侧管上,以增大呼吸的无效腔,使动物出现用力呼吸,观察此时吸气和呼气时胸内负压的数值。

③ 憋气时胸内负压的变化:分别在呼气末、吸气末用手堵住气管插管的侧管开口,使兔不能吸入或呼出气体而造成憋气,观察此时胸内负压的变化。

④ 人工气胸时的胸内负压和呼吸运动的变化:在剑突部剪掉皮毛,从剑突下剪开腹壁,打开腹腔,用止血钳将剑突往上提可看到膈肌,观察膈肌及其运动情况,并透过膈肌观察肺的情况,然后用止血钳在右侧膈肌上穿一个孔,观察此时胸内负压的变化情况和肺组织是否发生萎缩。

【注意事项】

1. 胸膜腔穿刺时,不宜用力过猛,以免造成肺组织损伤出血。

2. 进行憋气实验时,应注意憋气时间不宜过长,以防动物死亡。

【思考题】

1. 讨论胸膜腔内负压产生的原因、随呼吸运动而波动的机制以及胸内负压的生理意义。

2. 气胸时可出现哪些病理情况?

实验 26　家兔离体肺顺应性的测定

【实验目的】

1. 学习离体肺顺应性的测定方法;

2. 观察肺顺应性和肺泡表面张力的关系。

【实验原理】

肺通气的弹性阻力来自肺弹性阻力和胸廓弹性阻力两方面。肺弹性阻力主要来自肺泡表面张力以及肺弹性组织的弹性回缩力。肺弹性阻力的大小可用肺顺应性来衡量。顺应性大,表示弹性阻力小;顺应性小,则表示弹性阻力大。以肺容量为纵坐标,跨肺压为横坐标,分别绘出抽、注气体和抽、注生理盐水时的两条压力-容积关系曲线,这就是肺的顺应性曲线。曲线的斜率反映不同肺容量下顺应性或弹性阻力的大小。曲线斜率大,顺应性大,弹性阻力小;曲线斜率小则意义相反。

【实验动物】

家兔。

【实验器材与药品】

RM6240 生理信号采集处理系统,压力换能器,双凹夹,铁架台;

常规手术器械(手术刀、手术剪、组织镊、眼科剪、止血钳),气管插管,橡皮管,50ml 注射器,200ml 烧杯;

2%戊巴比妥钠溶液,生理盐水。

【实验步骤】

1. 离体肺标本制备

耳缘静脉注射 2%戊巴比妥钠溶液(60mg/kg 体重),过量麻醉家兔,立即切开颈部,分离出气管,切断气管并插好气管插管。自右上腹部,约肝区处切开腹部,向上用止血钳穿破膈膜,造成其气胸,观察兔的呼吸,约 5min 后呼吸加深加快,2min 后呼吸停止,此时肺组织已萎缩。向上剪开胸骨,打开胸腔,小心分离气管周围组织,提起气管插管,使气管和肺与周围组织分离。

2. 实验装置

将压力换能器与 RM6240 生理信号采集处理系统的通道 1 相连。开启系统,将通道 1 设定为"压力 cmH_2O",灵敏度为 $5cmH_2O$,关闭其余 3 个通道。将气管插管一侧管用橡皮管通过三通开关连接压力换能器,另一侧管用橡皮管与 50ml 注射器相连。借助双凹夹将肺标本悬挂于铁架台上,使肺中部与压力换能器处于同一水平位置。

3. 实验观察

① 注气和抽气:注射器先抽空气 50ml。向检测系统中缓慢注入空气,在压强稳定在 0、5、10、……、$40cmH_2O$ 各段水平处,分别记录各压强水平时的注入空气容积。每一压强水平的维持都需要进一步注入少量气体,越是高水平压强,注入空气越多,达到稳定所需时间也越长,一般需要 4~5min。在压强达到 $40cmH_2O$ 时开始抽气,依次使压强下降到 40、35、30、……、$0cmH_2O$ 各阶段,待压强稳定后记录各段水平处注射器内的空气容积。每一压强水平也需要进一步抽气而得以稳定,压强越低,达到稳定所需时间越长。在整个实验过程中需不断向标本上滴加生理盐水,保持标本湿润。将结果记入表 3-6 中。

② 注射生理盐水和抽出生理盐水:在烧杯中加入生理盐水,使肺完全浸没,并反复向肺内注入和抽出生理盐水,将肺内气体赶尽,以消除液-气界面。各连接管道中也都充满生理盐水。采用与上述抽气实验同样的方法,逐次向肺内注入生理盐水,压强达到 $15cmH_2O$ 后,即开始逐次抽出生理盐水,记录各次相应的肺容量。将结果记入表 3-6 中。

表 3-6 家兔离体肺顺应性实验数据记录表

跨肺压/cmH_2O	注气/ml	抽气/ml	注生理盐水/ml	抽生理盐水/ml
0				
5				
10				
15				
20			—	—
25			—	—
30			—	—
35			—	—
40			—	—

4. 绘制肺的压力-容积关系曲线

以肺容量为纵坐标,跨肺压为横坐标,分别绘出抽、注气体和抽、注生理盐水时的两条压力-容积关系曲线。

【注意事项】

1. 注气、注水速度不可太快,特别在压强已升得较高时尤应注意,以免造成肺泡破裂。

2. 注盐水和抽盐水时要注意保持注射器在同一高度,否则会影响结果。

3. 制备离体肺标本必须小心,切勿损伤肺组织。若不慎造成一侧肺漏气,可将该侧支气管结扎,用单侧肺进行实验,实验时抽、注容量应减半。

4. 整套实验装置有多个接口,在实验过程中应注意检漏,每次注气和抽气,注盐水和抽盐水的容量要准确记录。

5. 放置肺的烧杯要大些,以免悬浮着的肺与烧杯壁接触而造成实验误差。

【思考题】

1. 肺顺应性曲线呈何形状?为什么?

2. 比较注气和注生理盐水时,离体肺顺应性曲线有何差异,并分析其机制。

3. 肺泡表面活性物质减少,或肺组织纤维化,都可使肺顺应性降低,比较其机制有何不同。

实验 27 化学因素对离体气管平滑肌运动的影响

【实验目的】

1. 学习离体气管平滑肌标本的制作方法;

2. 观察异丙肾上腺素、氨茶碱、乙酰胆碱、组胺对离体气管平滑肌的作用。

【实验原理】

豚鼠的气管对药物的反应较其他动物的反应更敏感,且更接近于人的气管,因此豚鼠的气管是离体实验常用的标本。因气管平滑肌纤维短,要靠多数纤维收缩的累加作用才表现出效应,故反应较慢,无明显的自发运动可见。气管平滑肌大部分集中于软骨后壁,成环状排列,部分成斜行或纵行排列。环形肌收缩引起气管内径缩小;纵行和斜行肌收缩引起气管略为缩短。能影响上述平滑肌的药物都能改变气管的容积或长度。离体气管法常用的有容积法、气管片、气管连环和气管螺旋条等方法。采用不同的方法,因肌纤维的走向不同而对药物的反应程度也稍有差异,可通过选择比较合适的方法来研究离体气管对药物的反应。离体气管法是筛选平喘药常用的实验方法之一。

【实验动物】

豚鼠。

【实验器材与药品】

RM6240 生理信号采集处理系统,张力换能器,微调位移固定器,铁架台,离体肠管恒温孵育装置;

常规手术器械(手术刀、手术剪、组织镊、眼科剪、止血钳);

2%戊巴比妥钠溶液,克-亨氏液,0.01%异丙肾上腺素,0.01%氨茶碱,0.01%乙酰胆碱,0.01%组胺。

【实验步骤】

1. 腹腔注射2%戊巴比妥钠溶液(40mg/kg体重),过量麻醉豚鼠,迅速切开颈部正中,分离出气管,置于盛有氧饱和克-亨氏液平皿中。

2. 沿软骨环间横切气管为5～6段,用细线将各段结扎成链状(图3-27a)。也可沿气管腹面纵行切开,再于每两个软骨环间切断,平分成5段,将5段沿纵行切口用细线缝合成一串(图3-27b)。

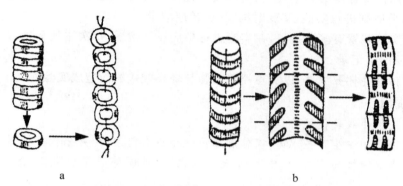

图3-27 豚鼠气管连环(a)和气管片(b)制备步骤

3. 将上述离体气管标本置于盛有37℃克-亨氏液的浴管中,一端固定在浴管基部,游离端用丝线悬吊于张力换能器上。实验装置的连接方法仿照实验29(如图3-29)。通道1参数设置:张力,灵敏度0.3g。扫描速度调至25s/div。关闭其余三个通道。

4. 平衡30min,当基线稳定再参照下列顺序,将以下药物依次加入浴管底部(浴管容量为30ml):

① 0.01%异丙肾上腺素1.5ml。

② 0.01%氨茶碱1～1.5ml。

③ 0.01%乙酰胆碱0.3ml。当收缩力发生明显变化后加入0.01%异丙肾上腺素1.5ml。

④ 0.01%乙酰胆碱0.3ml。当收缩力发生明显变化后加入0.01%氨茶碱1.5ml。

⑤ 0.01%组胺0.3ml。当收缩力发生明显变化后加入0.01%异丙肾上腺素1.5ml。

⑥ 0.01%组胺0.3ml。当收缩力发生明显变化后加入0.01%氨茶碱0.5～1ml。

每加入一种药物后至少记录5min,观察到药物反应后更换溶液两三次。

【注意事项】

1. 待前一种药物充分洗去,张力回至基线后再加下一种药物。

2. 根据反应可适当调整药物的浓度和剂量。

【思考题】

1. 异丙肾上腺素和氨茶碱对气管平滑肌的作用如何? 机制分别是什么?

2. 乙酰胆碱和组胺对气管平滑肌的作用如何? 机制分别是什么?

实验 28 家兔胃肠运动的观察

【实验目的】

1. 学习家兔腹部内脏手术的基本方法；
2. 观察家兔胃肠运动的形式及其调节机制。

【实验原理】

胃肠道受交感神经和副交感神经的双重支配。副交感神经(主要为迷走神经)兴奋时，通过其节后纤维末梢释放乙酰胆碱与胃肠平滑肌细胞膜上的 M 受体结合，产生兴奋性效应，使胃肠运动加强。交感神经兴奋时，通过其节后纤维末梢释放去甲肾上腺素与平滑肌细胞膜上的 β_2 受体结合，产生抑制效应，使胃肠运动减弱。

【实验动物】

家兔。

【实验器材与药品】

RM6240 生理信号采集处理系统，胃肠运动换能器(或用压力换能器连接胃内水囊)，呼吸流量换能器，电刺激器，保护刺激电极，铁架台；

哺乳动物手术器材，20ml、1ml 注射器，针头，纱布，线；

生理盐水，2％戊巴比妥钠溶液(或 25％乌拉坦溶液)，0.01％乙酰胆碱溶液，0.01％肾上腺素溶液，0.1％阿托品溶液。

【实验步骤】

1. 手术过程

① 麻醉与固定：家兔称重后，用 25％乌拉坦溶液(剂量为 4ml/kg 体重)或 2％戊巴比妥钠溶液(剂量为 2ml/kg 体重)，经耳缘静脉注射麻醉，仰卧位固定于手术台上。

② 气管插管：做颈正中切口，气管插管，连接呼吸流量换能器，接入生理信号采集处理系统的通道 2，记录呼吸运动。

③ 迷走神经分离：用玻璃分针分离左侧迷走神经，并穿线备用。

④ 腹部手术：将剑突下正中线区域的被毛剪去，将腹部皮肤左右提起，用手术剪沿腹中线纵向剪一小口，再水平插入剪刀，剪刀尖上挑式剪开腹中线皮肤。此时皮下可见纵向的腹白线，先剪一小口，再用钝头外科剪沿腹白线打开腹腔，用四把止血钳(每侧各两把)将腹壁夹住，提起外翻。再用温热(38～40℃)生理盐水灌入腹腔，以浸没全部胃肠道。为防止热量散失，腹部上方可用手术灯照射加温。

⑤ 暴露胃体，在距胃十二指肠连接处 0.5cm 处将胃肠运动传感器缝置在胃窦浆膜处(与环形肌呈垂直方向)，将胃送回腹腔。如用压力换能器，则将有胃内水囊的头端蘸少许液体石蜡，从口腔缓缓经食管进入胃窦处，固定。也可在胃底处切开一个小口，将胃内水囊的头端送入胃窦处。通过三通开关小心地注水，使水囊明显充满胃窦后关闭。换能器另一端与生理信号采集处理系统通道 1 相连。开启系统，设置通道 1 为"张力 g"(如用压力换能器则为 cmH_2O)，记录胃壁平滑肌收缩运动(或胃内压)；设置通道 2 为"流量 ml/s(1L)"。实验装置连接如图 3-28 所示。

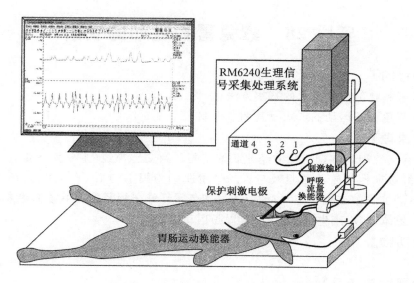

图 3-28　家兔胃肠运动观察实验装置示意图

2. 实验观察

① 观察实验条件下胃内压变化及小肠的运动(包括其形式和强度)。必要时可用电脑摄像头录像。

② 迷走神经的作用:结扎并剪断左迷走神经,间断性刺激迷走神经外周端(参数:频率30~40Hz,强度以刚能引起颈部肌肉收缩的强度为宜),观察胃肠运动的变化。

③ 肾上腺素的作用:经耳缘静脉注射 0.01% 肾上腺素 0.5~1ml,观察胃肠运动的变化。

④ 乙酰胆碱的作用:经耳缘静脉注射 0.01% 乙酰胆碱 0.5~1ml,观察胃肠运动的变化。

⑤ 阿托品的作用:先间断性刺激迷走神经外周端,观察到胃肠运动加强后停止刺激;然后,经耳缘静脉注射 1ml 0.1% 阿托品溶液,再刺激迷走神经,观察胃肠运动的变化。

【注意事项】

1. 实验前,动物应禁食 12~24h。

2. 实验中注意保持胃肠的正常功能,避免胃肠暴露于腹腔之外,要经常滴加生理盐水以保持胃肠的湿润。

3. 胃内水囊的位置要固定,一般胃窦收缩强烈,可获得较满意的收缩曲线。

4. 分析结果时,可与呼吸波比对,以区分较弱的 I 型波。

【思考题】

1. 迷走神经对胃肠运动的影响如何? 机制是什么?

2. 肾上腺素对胃肠运动的影响如何? 机制是什么?

3. 注射阿托品后再刺激迷走神经,胃肠运动如何变化? 机制是什么?

实验 29　　各种因素对离体小肠平滑肌运动的影响

【实验目的】

1. 学习小鼠或豚鼠离体小肠标本的制作方法；
2. 观察化学因素对离体小肠平滑肌运动的影响；
3. 加深对消化道平滑肌生理特性的了解。

【实验原理】

平滑肌与骨骼肌不同，它具有自动节律性、较大的伸展性，对化学物质、温度改变及牵张刺激较为敏感。正常情况下，小肠平滑肌存在自动节律性活动，这可能与细胞膜上生电性 Na^+ 泵的活动具有周期波动性有关。当钠泵的活动暂时受抑制时，膜便发生去极化；当钠泵活动恢复时，膜的极化加强，膜电位便又回到原来的水平。

胃肠道、膀胱等平滑肌以胆碱能神经支配占优势。乙酰胆碱能激动 M 受体，产生与兴奋胆碱能神经节后纤维相似的作用，兴奋胃肠道平滑肌。乙酰胆碱可与肌膜上的 M_3 受体结合，使得 Ca^{2+} 通道开放，令肌浆中 Ca^{2+} 浓度增高，进而激活肌纤蛋白-肌凝蛋白- ATP 系统，使平滑肌收缩，肌张力增加。阿托品是胆碱 M 受体阻断剂，能与胆碱受体结合而本身不产生或较少产生拟胆碱作用，却能阻断胆碱能递质或拟胆碱药物与受体的结合，从而产生抗胆碱作用。

肾上腺素作用于小肠平滑肌细胞膜 α 抑制型受体，引起 K^+ 外流增多，细胞膜发生超极化，肠肌兴奋性降低，肌张力下降。同时，肾上腺素还可作用于 β 受体，引起细胞中的 cAMP 合成增多，cAMP 激活肠肌膜及肌浆网上 Ca^{2+} 泵活动，使肌浆中 Ca^{2+} 浓度降低，亦使肌张力降低；β 受体激活后还促使 K^+ 及 Ca^{2+} 外流增加，加速膜的超极化，促进了肠肌张力的降低。

小肠平滑肌对 pH 很敏感。细胞外 H^+ 升高，使 Ca^{2+} 通道的活性受到抑制，并使肌肉的代谢和肌丝滑行的生化过程受到干扰，例如 H^+ 能抑制肌球蛋白 ATP 酶活性降低等。

【实验动物】

大鼠或豚鼠。

【实验器材与药品】

RM6240 生理信号采集处理系统，张力换能器，铁架台，微调位移固定器；

离体肠管恒温孵育装置，温度计，注射器，腰穿长针头；

台氏液，0.01％肾上腺素溶液，0.1％酚妥拉明溶液，0.01％乙酰胆碱溶液，0.1％阿托品溶液，1mol/L NaOH 溶液，1mol/L HCl 溶液，1％ $CaCl_2$ 溶液。

【实验步骤】

1. 制备小肠段

在实验开始前 1～2h 进行。腹腔注射过量麻醉药（60mg/kg 体重剂量的戊巴比妥钠）麻醉大鼠。迅速剖开腹腔，找出胃幽门与十二指肠交界处，以此处为起点取长 10cm 的肠管。取肠管的方法为：先将与该肠管相连的肠系膜沿肠缘剪去，再将拟取的肠管两端剪断，置于盛有台氏液的培养皿中，用拇指和食指轻轻按摩，排出小肠内容物，再换液清洗，然后保存于低温（4～6℃）的台氏液内备用。

2. 离体组织灌流装置的准备

用油性笔在麦氏浴槽外壁距上缘 1～2cm 做一刻度,加入台氏液,以后每次均加到这一标记处。开启恒温槽,使其温度保持于 38℃。用一头皮针与气囊相连,气囊内装有混合气体(95%O_2＋5%CO_2),将头皮针前端向上穿入排液管以供氧气。调节气阀,使逸出的气泡细小而均匀。

3. 实验时,剪取一段长约 2cm 的肠段,用细丝线分别横穿两端,一端系于固定钩上,另一端与张力换能器相连,此相连的线必须保持竖直,不得与浴槽的管壁接触,实验装置连接方法见图 3-29。

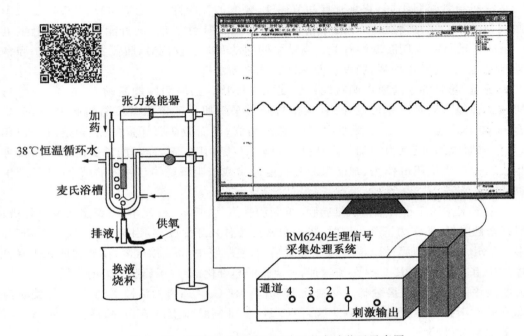

图 3-29 离体小肠平滑肌运动记录实验装置示意图

4. 打开计算机,启动生理信号采集处理系统。在"实验"菜单中选"消化道平滑肌的生理特性"。系统进入该实验信号记录状态。默认参数为:张力,灵敏度 0.75g,走纸速度 1s/div。缓慢调节张力换能器的高度,使小肠段的张力达到约 1g(相当于前负荷)。

5. 实验观察

① 自动节律收缩:描记一段离体小肠平滑肌的收缩曲线,此时不给予任何刺激,观察收缩曲线的节律、波形和幅度。然后依照下述顺序用接长针头的注射器向灌流浴槽的底部给药。

② 肾上腺素的作用:加入 0.01%肾上腺素溶液 0.1～0.2ml,观察收缩曲线变化。

③ 加入 0.1%酚妥拉明溶液 0.1～0.2ml,不冲洗,2min 后重复步骤②,观察收缩曲线变化。

④ 乙酰胆碱的作用:加入 0.01%乙酰胆碱溶液 0.1～0.2ml,观察收缩曲线变化。

⑤ 加入 0.1%阿托品 0.1～0.2ml 后,不冲洗,立即重复步骤④,观察收缩曲线变化。

⑥ Ca^{2+} 的作用:加入 1% $CaCl_2$ 溶液 0.3ml,观察收缩曲线变化。

⑦ 将浴槽标本管中的台氏液换成 25℃的台氏液,观察肠管的张力和收缩有何变化;通过回流水自然加温至 38℃(用温度计测温),观察收缩曲线变化。

⑧ 碱的影响：加入 1mol/L NaOH 溶液 0.1～0.2ml,观察收缩曲线变化。

⑨ 酸的影响：加入 1mol/L HCl 溶液 0.1ml,观察收缩曲线变化。

6. 数据测量

① 测量：在通道左侧点击"选择"→"测量"→"静态统计测量"→"张力"→"心肌收缩连续波分析"。注意：只是借用心肌收缩曲线的测量工具。假如运动曲线不规则,无法测量,则可使用"分析"菜单中的"区域测量"工具,读取"峰-峰值"作为收缩幅度,并根据区域时间和收缩次数计算收缩频率。

② 将数据填入表 3-7,比较各种处理前后小肠平滑肌收缩运动的变化。

表 3-7　离体小肠收缩运动记录表

处理因素		平均张力/g	收缩频率/（次/min）	收缩幅度/g	变化趋势
加入肾上腺素	前				
	后				
加入酚妥拉明	前				
	后				
不换液,再加入肾上腺素	后				
加入乙酰胆碱	前				
	后				
加入阿托品	前				
	后				
不换液,再加入乙酰胆碱	后				
加入 CaCl$_2$	前				
	后				
换 25℃台氏液	后				
加入 NaOH	前				
	后				
加入 HCl	前				
	后				

【注意事项】

1. 加试剂以前,预先准备好更换用的 38℃台氏液。在整个操作过程中,每 5～10min 更换一次。

2. 每次在曲线出现明显变化后,立即排出含有药液的台氏液,并加入新鲜台氏液至刻度,如此冲洗两三次,至肠段基本恢复正常的节律性收缩后,再加入下一种试剂。

3. 肠段离体后,务必多冲洗两三次,以消除麻醉药的影响。

4. 给药时注射器不可混用。

5. 对小肠段的操作,动作要轻柔,不可过度拉伸肠段。

6. 肠管勿牵拉过紧或过松,且连线必须保持垂直,不得与浴槽的管壁、通气塑料管接触,以免摩擦。

7. 浴槽中液体的量以高过肠段为准,并保持液面高度一致。

8. 药物应滴在肠管附近,药物要事先预热至38℃。各药用量系参考剂量,若效果不明显,可以增补加药,但不可一次加入过多,以免引起不可逆反应。

9. 每次加药出现反应后,必须立即更换浴槽内的台氏液至少三次,待肠管恢复稳定活动后,再观察下一项目。

【思考题】

1. 哺乳动物离体器官或组织在灌流液中保持良好状态需具备哪些基本灌流条件?

2. 对每项实验结果进行分析并解释其原因。

3. 维持哺乳动物离体小肠平滑肌活动所需的条件和维持离体蛙心活动所需的条件有何不同?为什么?

4. 在平滑肌收缩过程中,钙离子起什么作用?

5. 试比较肾上腺素、乙酰胆碱对小肠平滑肌和心肌的作用有何不同。

6. 设计一个实验,证明温度对小肠平滑肌运动的影响。

实验 30　尿生成的影响因素的观察

【实验目的】

1. 学习家兔腹部内脏手术的一般方法和步骤;

2. 学习记录尿生成的方法;

3. 通过观察各种因素对尿生成的影响,加深对尿生成过程及其调节机制的理解。

【实验原理】

尿生成的过程包括肾小球的滤过,肾小管和集合管的选择性重吸收和分泌三个基本环节。凡能影响上述过程的因素,都可以影响尿的生成,引起尿量发生改变。本实验中,这些因素包括自主神经活动、激素作用、血容量改变、血液渗透压改变,以及利尿药的作用。在影响尿生成的同时,上述因素也对循环系统活动产生影响,因此本实验同时对尿生成和动脉血压进行观察记录和对照。

【实验动物】

家兔。

【实验器材与药品】

RM6240 生理信号采集处理系统,压力换能器,保护刺激电极,记滴器,铁架台;

小动物手术台,常规手术器械(手术刀、手术剪、组织镊、眼科剪、止血钳),动脉插管,导尿管(或输尿管插管),注射器,试管,酒精灯;

2%戊巴比妥钠溶液,生理盐水,20%葡萄糖溶液,10U/ml 肝素溶液,0.01%去甲肾上腺素溶液,垂体后叶素,呋塞米(速尿),班氏试剂。

【实验步骤】

1. 仪器准备

① 如图 3 - 30 所示,将压力换能器连接 RM6240 生理信号采集处理系统的通道 1,将刺激电极与刺激输出通道连接,将记滴器与受滴通道相连接。

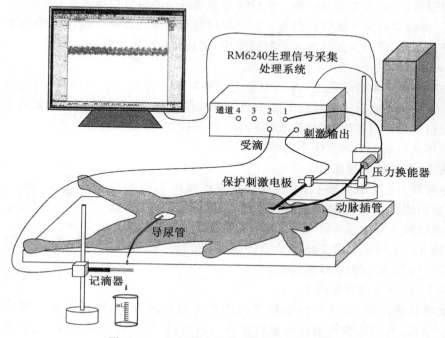

图 3 - 30　家兔尿生成记录实验装置示意图

② 开启系统,将通道 1 设置为"常用项目"之"动脉血压",默认设置扫描速度 500ms/div,灵敏度 90mmHg。

③ 打开记滴器开关。

④ 打开刺激器,参数设置为:正电压,连续单激刺激方式,刺激强度 5～10V,刺激波宽 2ms,刺激频率 30Hz。

2. 动物准备

① 麻醉与固定:家兔称重后,用 2% 戊巴比妥钠溶液以 2ml/kg 体重的剂量,经耳缘静脉注射麻醉。将家兔仰卧位固定于小动物手术台上。

② 颈部剪毛、手术以及分离颈总动脉、神经和气管:在甲状软骨下缘沿正中线用手术刀切开皮肤,切口长 5～7cm。用止血钳逐层分离皮下组织和肌肉,暴露气管。在气管右侧深层,找到颈总动脉鞘内的颈总动脉。颈总动脉鞘内还有三根神经,最粗的是迷走神经,其次是交感神经,减压神经最细。在打开颈总动脉鞘前先仔细分辨这三根神经。用玻璃分针分离迷走神经以及颈总动脉,用不同颜色的丝线穿线备用。迷走神经分离约 2～3cm。注意不要过度牵拉和钳夹神经,以免神经受损。右侧颈总动脉分离约 5cm,下穿两根线,分别作为结扎和固定动脉插管用。分离气管,在气管下穿线备用。

③ 气管插管:在气管靠近头端用剪刀剪一倒 T 形的切口,插入气管插管,用线固定,保证家兔呼吸通畅,以防窒息。

④ 右侧颈总动脉插管：插管前检查插管的开口处是否光滑，以防插入后戳破血管。在插管内灌满 10U/ml 肝素溶液，以防凝血。排净管内气泡。将右颈总动脉的远心端结扎（注意：对于分支的甲状腺动脉，可两端结扎后剪断）。用动脉夹夹住颈总动脉的近心端，结扎处和动脉夹之间的距离应在 3cm 左右，便于插管。用锋利的眼科剪在靠近远心端结扎处向下做一斜形切口，约为管径的一半。然后将动脉插管向心脏方向插入颈总动脉，用已穿好的丝线结扎，并缚紧固定于插管的侧管上。保持插管和动脉的方向一致，防止血管壁被插管刺破。打开动脉夹，即可见血液冲入动脉插管中，记录动脉血压曲线。

3. 导尿

剪去下腹部手术野的兔毛，剪下的兔毛应及时放入盛水的杯中浸湿，以免兔毛到处飞扬。在耻骨联合上缘沿正中线向上做 5cm 长的皮肤切口，用止血钳逐层分离皮下组织和肌肉。沿腹白线切开暴露腹腔，将膀胱轻轻向外向下拉出，暴露膀胱三角。

导尿可选用以下三种方法中的一种：

方法 1：膀胱插管导尿法。

在耻骨联合上方找到膀胱，沿其腹面正中线做约 3cm 长的切口，沿腹白线剪开腹壁，将膀胱移出体外。辨认清楚膀胱结构后，选择血管较少部位做一小切口，插入膀胱插管，用粗线结扎固定，如图 3-31 所示。对于雌性动物，为防止尿液经尿道流出而影响实验结果，可在膀胱颈部结扎。

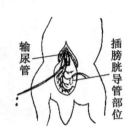

图 3-31　家兔导尿法示意图

方法 2：输尿管插管导尿法。

仔细辨认输尿管，并将一侧输尿管与周围组织轻轻分离，避免出血。用线将输尿管近膀胱端结扎，在结扎线的上部用眼科剪剪一斜口，切口约为管径一半，把充满生理盐水的细塑料管经输尿管的斜口插入向肾脏方向的输尿管，用线结扎固定，进行导尿，可看到尿液随着输尿管的蠕动间断性地从细塑料管中逐滴流出。手术完毕后用 38℃ 左右的生理盐水纱布在腹部切口处遮盖，以保持腹腔内温度并避免体内水分的过度流失。将细塑料管引至兔板边缘，使尿液直接滴在记滴器的金属电极上。

方法 3：尿道插管导尿法。

选用 8 号儿童导尿管，用液体石蜡润滑，将导尿管从家兔尿道口轻轻插入，深度 8~10cm。注意：要保持导尿管与输尿管之间的畅通，避免堵塞。用 38℃ 的生理盐水纱布覆盖手术创面。然后将导尿管与记滴器连接，并接至计算机生理信号采集处理系统的受滴通道，记录每分钟尿量。

4. 实验观察

① 记录一段正常的血压曲线和尿量（滴/min）。

② 从耳缘静脉快速注入 38℃ 的生理盐水 20ml，观察血压和尿量的变化。

③ 静脉注射垂体后叶素 2U，观察血压和尿量的变化。

④ 从耳缘静脉注入 20% 葡萄糖溶液，剂量为 4ml/kg 体重，观察血压和尿量的变化。在注射前后各取尿液数滴，分别用班氏试剂做尿糖定性试验，注意液体的颜色变化。

尿糖定性试验方法：试管内加入 1ml 班氏试剂，加入尿标本数滴，在酒精灯上加热煮沸。冷却后观察溶液和沉淀物的颜色变化，蓝色为阴性，若颜色变为绿色、黄色或砖红色，则为阳性，且其含糖量依次升高。

⑤ 从耳缘静脉注射 0.01％去甲肾上腺素溶液 0.5ml,观察血压和尿量的变化。

⑥ 静脉注射呋塞米,剂量为 5mg/kg 体重,观察血压和尿量的变化。

⑦ 电刺激右侧迷走神经外周端,持续 15s,使血压下降至 50mmHg 左右,观察尿量的变化。

5. 数据记录

将上述各项观察和计算所得的动脉血压和每分钟尿量计入表 3-8。

表 3-8　动脉血压和尿量记录表

处理因素		动脉血压/mmHg		尿量/(滴/min)
		收缩压	舒张压	
静脉注射生理盐水	前			
	后			
静脉注射垂体后叶素	前			
	后			
静脉注射 20％葡萄糖	前			
	后			
静脉注射 0.01％去甲肾上腺素	前			
	后			
静脉注射呋塞米	前			
	后			
电刺激迷走神经外周端	前			
	后			

【注意事项】

1. 对于雄性家兔,可不做膀胱插管,直接插导尿管,并结扎。

2. 手术操作应轻柔,避免过多的损伤刺激。

3. 进行观察项目前,可先用导尿管灌胃 30ml 生理盐水,以保证尿量。

4. 本实验需要多次进行耳缘静脉注射,故应注意保护耳缘。静脉穿刺应从耳尖开始,逐步移向耳根。

5. 在插管以前如果动物的膀胱内尿液过少,可向膀胱内注射一些生理盐水,使膀胱充盈,这样更容易插管。

6. 输尿管插管时,注意不要插入其黏膜层,并避免反复插管而损伤黏膜面造成出血,以致血液凝固堵塞输尿管。输尿管插管不能扭曲,以免引流不畅。

7. 每进行一项观察后,均应等到血压和尿量基本恢复正常后,再进行下一项,以排除前一因素的后遗影响。

【思考题】

1. 列表比较各项实验结果,分析各自的机制。

2. 三种导尿方法各有何利弊?

实验 31　反射弧的分析和反射时的测定

【实验目的】

1. 分析反射弧的组成部分；
2. 探讨反射弧的完整性与反射活动的关系。

【实验原理】

反射弧的结构和机能完整性是实现反射活动的基础。反射弧的任何一部分受到破坏，均不能出现反射活动。脊髓是中枢神经系统的低级部位，机能比较简单，便于观察。本实验用脊髓与脑离断的动物（称为脊动物，本实验中为脊蟾蜍）来进行，以伤害性刺激引起的屈肌反射作为观察脊动物反射活动的指标。

【实验动物】

蟾蜍。

【实验器材与药品】

铁架台，蛙嘴夹，剪刀，镊子，探针，玻璃分针，烧杯，小滤纸片，秒表，纱布，棉线，棉球；1％普鲁卡因溶液，0.5％及1％ H_2SO_4 溶液。

【实验步骤】

1. 制备脊蟾蜍

用左手拇指和食指捏住蟾蜍腹部脊柱，右手将剪刀伸入蟾蜍口中，在鼓膜的后方（约在延髓与脊髓中间）剪去脑部，即为脊蟾蜍。放置几分钟后，用蛙嘴夹夹住蟾蜍的下颌，挂在铁架台上（图3-32）。

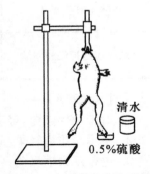

清水

0.5％硫酸

图3-32　实验装置连接示意图

2. 实验观察

① 用0.5％ H_2SO_4 溶液浸泡蟾蜍右后肢的中趾趾尖，观察其反应。同时用秒表记录从浸泡时起至该肢发生屈曲所用时间，反复测定三次，求其平均值，此值即为反射时。每次测定后，应立即用清水洗净蟾蜍足趾上的残留硫酸，并用纱布轻轻揩干，以免损伤感受器，影响再次实验。

② 绕右后肢踝关节上方皮肤做一环形切口，用镊子剥去切口以下皮肤（注意：趾尖皮肤应剥离干净）。几分钟后，再用0.5％ H_2SO_4 溶液浸泡裸露的中趾趾尖，观察是否发生屈肌反射，反复观察三次。每次做完后用清水洗净。

③ 将浸过1％ H_2SO_4 溶液的小滤纸片贴在剥皮后肢的股部内侧或其他部位的皮肤上，观察该肢是否发生屈肌反射，反复观察三次。每次做完后立即用清水冲洗净。

④ 沿左后肢的股二头肌和半膜肌之间分离坐骨神经，在神经下穿线备用。用0.5％ H_2SO_4 溶液浸泡该肢中趾趾尖，观察是否出现屈肌反射，反复做三次。每次做完后立即用清水冲洗净。然后在坐骨神经上放一浸过1％普鲁卡因的小棉球，约经0.5min后，用0.5％ H_2SO_4 溶液浸泡该腿中趾趾尖，观察是否发生屈肌反射。如果有反应出现，则以后每隔0.5min用同样的方法刺激一次，直到不引起屈曲反应为止。

⑤ 当左后肢反应刚刚消失,立即将浸过1‰ H_2SO_4溶液的小滤纸片贴在左侧背部,观察该侧后肢是否出现搔扒反射。每隔0.5min重复一次,直到不能引起左后肢的反应为止。

⑥ 用镊子夹住右后肢,出现屈肌反射后,再用探针插入脊髓管内上下捻动,破坏脊髓,使蟾蜍全身松弛。再刺激全身任何部位,观察有无反射出现。

【注意事项】

1. 本实验可用摄像头采集记录视频,以便回放和分析。

2. 每次用硫酸浸泡足趾的部位应相同,浸入硫酸溶液的深度要一致,以免因刺激强弱和部位不同而影响实验结果。

3. 硫酸浸泡足趾的时间只要几秒到半分钟,时间不能过长,以免烧伤皮肤和感受器。

4. 硫酸刺激后不论是否出现屈肌反射,都应立即以清水洗净残留硫酸,保护感受器。每次刺激后应隔2~3min再进行下一次刺激。

5. 足趾在浸入硫酸时,趾部不能接触器皿。

6. 普鲁卡因的作用是麻醉传入神经纤维和传出神经纤维。可用氯仿替代。

【思考题】

1. 反射时的长短说明什么问题?

2. 用本实验所观察到的现象说明反射弧的五个部分在反射活动中的作用。

3. 在不损坏反射弧结构的前提下,用什么方法可使机体在受刺激时不发生反射活动?

实验32　家兔大脑皮层体感诱发电位

【实验目的】

1. 学习记录大脑皮层体感诱发电位的方法;

2. 观察家兔大脑皮层诱发电位的一般特征。

【实验原理】

体感诱发电位是指感觉传入系统受到刺激时,在中枢神经系统内产生的电位变化。本实验通过刺激传入神经,在大脑皮层引导诱发电位。

在正常情况下,大脑皮层经常具有持续的节律性的自发脑电活动,大脑皮层诱发电位出现在大脑自发脑电活动的背景上,自发脑电和噪音都是随机的,而诱发电位与刺激有相对固定时间间隔(锁时关系)。本实验应用生理信号采集处理系统的叠加运算功能,使多次引导的自发脑电和噪音互相抵消,而诱发电位的幅度则可加大,因此可将诱发电位从自发脑电和噪音中分离出来。

【实验动物】

家兔。

【实验器材与药品】

RM6240生理信号采集处理系统,刺激电极,悬浮引导电极;

小动物手术台,常规手术器械(手术刀、手术剪、组织镊、眼科剪、止血钳),骨钻,咬骨钳,止血海绵,液体石蜡,注射器;

氯醛糖,25‰乌拉坦溶液。

【实验步骤】

1. 仪器准备

① 将刺激电极与 RM6240 生理信号采集处理系统的刺激输出端口连接；将悬浮引导电极的输入线连至 RM6240 生理信号采集处理系统的通道 1。开机。

② 打开系统，在 RM6240 生理信号采集处理系统主菜单上选择"实验"项下"中枢神经"，选择"大脑皮层诱发电位"实验。

2. 动物麻醉及固定

将氯醛糖(剂量为 50mg/kg 体重)与 25％乌拉坦溶液(剂量为 500mg/kg 体重)混合，耳缘静脉注射麻醉。麻醉深度以维持呼吸在 20～24 次/min、皮层自发脑电波最小为准。将家兔俯卧位固定于手术台上，并将头固定在头架上。

3. 安放刺激电极

在前肢皮下插入刺激电极，两针间距大约 10～15mm。

4. 颅部手术

用骨钻在颅顶一侧钻一小孔，再用骨钳向四周扩大(注意：切勿伤及矢状窦和横窦)，位置如图 3－33 所示，剪开硬脑膜，暴露大脑皮层。用温热液体石蜡覆盖在裸露的大脑皮层上，以防干燥，并注意经常更换，以保持温度。

5. 安放引导电极

将悬浮引导电极移至大脑皮层的前肢感觉代表区，约在前囟前后 1mm，矢状缝旁 2～4mm，在实验系统屏幕上观察皮层的电活动的变化。注意：银球作为记录的有效电极，必须良好地与皮层表面接触，无关电极和接地电极则放在头部皮肤切口边缘上。

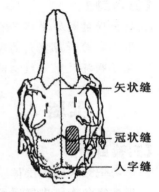

矢状缝

冠状缝

人字缝

图 3－33　家兔颅顶开孔位置示意图
(阴影部分示开孔范围)

6. 观察记录一段家兔大脑皮层的自发脑电活动。

7. 观察记录大脑皮层的诱发电位

① 通过刺激电极给动物外周神经干以刺激，观察记录大脑皮层脑电活动的变化。

② 在"分析"菜单中，选择"区域测量"工具，分别测量皮层诱发电位的潜伏期、主反应和后发放(次反应)的时程，以及主反应和后发放的振幅。

【思考题】

1. 大脑皮层诱发电位是怎样发生的？

2. 引导观察皮层诱发电位有何临床意义？

实验 33　家兔大脑皮层运动区机能定位与去大脑僵直的观察

【实验目的】

1. 观察大脑皮层运动区的机能定位及运动效应，理解大脑皮层运动区对躯体运动的控制作用；

2. 了解中枢神经系统对伸肌功能的影响。

【实验原理】

大脑皮层运动区是调节躯体运动机能的最高级中枢,为高等哺乳动物所特有。物种不同,大脑皮层运动区的发达程度有明显差异。刺激大脑皮层运动区的不同部位,能引起特定肌肉或肌群的收缩。本实验主要是通过电刺激家兔的大脑皮层运动区,观察有关肌肉或肌群的活动情况。

中枢神经系统对伸肌的紧张性具有易化和抑制作用。正常时,两种作用协调地维持身体的正常姿势。如果在动物的上、下丘之间横断脑干,则屈肌的肌紧张减弱,而伸肌的肌紧张就相对地增强。动物表现出四肢僵直、头尾角弓反张的僵直现象,称为去大脑僵直。

【实验动物】

家兔。

【实验器材与药品】

RM6240生理信号采集处理系统,刺激电极;

小动物手术台,常规手术器械(手术刀、手术剪、组织镊、眼科剪、止血钳),骨钻,咬骨钳,止血海绵,大头针,注射器;

25%乌拉坦溶液。

【实验步骤】

1. 仪器准备

将电刺激器与RM6240生理信号采集处理系统的刺激输出端口连接,开机。

2. 动物麻醉及固定

家兔称重后,自耳缘静脉注射25%乌拉坦溶液(剂量为4ml/kg体重)麻醉家兔。将其俯卧位固定于小动物手术台上,并将头固定在头架上。

3. 头部手术

① 剪去头顶部的毛,自两眉间至枕部将头皮纵行切开。然后切开肌肉,剥开骨膜。参考图3-33,辨认前、后囟,矢状缝,冠状缝和人字缝,作为体表标志,用来确定颅内结构。用骨钻和咬骨钳开颅并扩大创口,剪开脑膜,暴露大脑皮层。

② 在一侧冠状缝上约6mm至下约1.4mm,距矢状缝约2mm,面积1cm×2cm的椭圆形区域,即为运动区皮层。在此区域刺入电极,深度2mm左右。

4. 调节刺激器

在"刺激器"选项中选择连续单刺激,频率16~32Hz,延迟最小,强度调至切口处肌肉有明显收缩。

5. 解除对动物的束缚。以适宜强度的连续脉冲电刺激一侧大脑皮层的各个部位,观察并在预先准备好的简图上记录刺激引起对侧骨骼肌反应的情况。

6. 在另一侧大脑皮层上重复上述步骤。

7. 记录6、7两项的结果并作图,来分析运动区的机能定位,参见图3-34。

8. 完成定位实验后,于冠状缝到人字缝间连线(即矢状缝)的中、下交界(即2/3)处钻孔,经此孔用注射针头向口角方向插入至颅底,左右拨动横断脑干(图3-35),使动物成为去大脑动物。

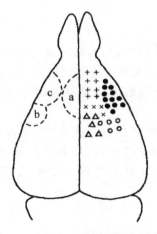

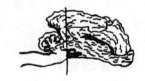

图 3-34　兔皮层的刺激部位及效应　　　　　图 3-35　家兔去大脑横断部位

(a. 中央后区;b. 脑岛区;c. 下颌运动区;×表示前肢、后肢动;＋表示颜面肌和下颌动;○表示头动;●表示下颌动;△表示前肢动)

9. 使动物侧卧,几分钟内可见动物的躯干和四肢慢慢变硬伸直(前肢比后肢更明显),头后仰,尾后翘,呈角弓反张状态,这是去大脑僵直的典型表现。

【注意事项】

1. 本实验可用摄像头采集记录视频,以便回放和分析。

2. 选择刺激参数要适中,强度不宜过大,频率不宜过高。

3. 刺激大脑皮层引起的骨骼肌收缩,往往有较长的潜伏期,故每次刺激将持续 $5\sim10s$ 后才能确定有无反应。

4. 横断脑干时注射针头一定要插到颅底,方向要准确。

【思考题】

1. 刺激一侧大脑皮层运动区时,躯体运动主要出现在哪一侧?

2. 本实验中观察到的躯体运动是个别肌肉的反应,还是肌群的协调反应?为什么?

3. 大脑运动区定位有何机能特征?

4. 去大脑僵直产生机制如何?

实验 34　去小脑动物的观察

【实验目的】

通过去小脑小鼠了解小脑对躯体运动的调节作用。

【实验原理】

小脑是躯体运动的重要调节中枢。小脑前叶与骨骼肌张力的调节有关,小脑后叶具有协调随意运动的机能,绒球小结叶则与身体的平衡功能有关。因此,当小脑受到损伤时,就会出现相应的功能失调现象。

【实验动物】

小鼠。

【实验器材与药品】

爪抓力测试仪；

小动物手术台，剪毛剪，手术刀，止血钳，分离钳，镊子，探针，锐匙，纱布，棉球，酒精灯，止血海绵；

乙醚。

【实验步骤】

1. 选择动物

选取两只大小、活动状态相近的小鼠，一只行去小脑术，另一只作为对照。

2. 手术过程

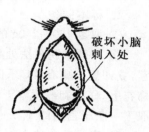

图 3－36　破坏小鼠小脑
　　　　　 位置示意图

把浸有乙醚的棉球与两只小鼠一起用烧杯罩住，进行轻度麻醉，然后将其俯卧位固定。剪去头顶部的毛，沿头部中线切开皮肤，暴露顶骨和顶间骨，以左手拇、食二指捏住头部两侧，透过透明的顶间骨即可看到小脑的位置。用探针在尽量远离中线处穿透一侧顶间骨（进针约 2mm）将针伸向前方，自前向后，将一侧小脑捣毁，位置如图 3－36 所示。取出探针，以棉球止血。另一只小鼠做假手术，除了不损伤小脑外，其他手术相同。

3. 实验观察

① 待小鼠清醒后，观察并比较两只小鼠的活动状态、姿势平衡及肢体的屈曲程度。

② 用爪抓力测试仪检测比较两只小鼠前后肢爪抓力。

【注意事项】

1. 动物麻醉要浅。手术过程中若动物苏醒，可随时用麻醉时用的浸有乙醚的棉球追加麻醉。

2. 左手持动物头部时，力量不能太大，以免将眼球挤出。

【思考题】

1. 通过本实验，可观察到去小脑动物的哪些异常现象？

2. 由上述现象推理，小脑有哪些主要机能？

实验 35　垂体后叶素对离体大鼠子宫的作用

【实验目的】

1. 学习大鼠子宫平滑肌离体标本的制作方法；

2. 用成年未孕的大鼠子宫，观察不同剂量的垂体后叶素对子宫产生的兴奋作用及其作用特点。

【实验原理】

垂体后叶素中含有两种主要的成分：血管升压素（抗利尿激素）和缩宫素。缩宫素又名催产素，对子宫平滑肌有选择性兴奋作用，小剂量可促进子宫底部节律性收缩，收缩力量加强，收缩频率加快，其收缩性质与自然分娩类似；大剂量则引起子宫强直性收缩。子宫平滑肌对缩宫素的敏感性与体内雌激素有密切关系，雌激素可提高其敏感性。

【实验动物】

大鼠。

【实验器材与药品】

RM6240 生理信号采集处理系统,张力换能器,微调位移固定器,铁架台,离体肠管恒温孵育装置;

0.01U/ml、0.1U/ml、1U/ml、5U/ml 缩宫素,1g/L 雌二醇,乐氏液,95%O_2＋5% CO_2 混合气体。

【实验步骤】

1. 标本制备

① 取重 160～240g 的健康成年未孕雌性大鼠,实验前 24h 腹腔注射 1g/L 雌二醇 0.2ml。

② 用颈椎脱臼法处死大鼠,剖腹找出子宫。大鼠子宫为双角形子宫,呈 V 形。取出子宫,立即置于盛有 4℃乐氏液(保持通氧)的培养皿中,内放少许棉花,将子宫平放在浸润的棉花上,仔细剥离附着于子宫壁上的结缔组织和脂肪,然后将子宫的两角在其相连处剪开,取下一条子宫角约 1.5～2cm,两端分别用线结扎。

③ 将子宫角移入麦氏浴槽,两结扎线一端固定于固定钩上,另一端与张力换能器相连。

2. 仪器准备

① 与图 3－29 相似,将张力换能器固定于微调位移固定器上,换能输出线接 RM6240 生理信号采集处理系统通道 1。麦氏浴槽中充以乐氏液至固定水平面,调节恒温器的温度至 38℃,保证麦氏浴槽内恒温于 38±0.5℃。通气管接 95% O_2＋5% CO_2 气囊,调节气流使气泡一个个逸出为宜。

② 启动 RM6240 生理信号采集处理系统,将输入通道模式设置为张力,时间常数为直流,滤波频率 10Hz,灵敏度 1.5g,采样频率 100Hz,扫描速度 25s/div。调节前负荷到 1g 左右,稳定 15～30min,待收缩力和频率规则后,记录一段正常收缩运动曲线。

3. 实验观察

① 0.01U/ml 缩宫素,按 0.01ml、0.02ml、0.07ml 容量顺序加入灌流液(注意:每次加入缩宫素须待反应稳定后再加药,下同),观察收缩曲线的变化;

② 0.1U/ml 缩宫素,按 0.02ml、0.07ml 容量顺序加入灌流液,观察收缩曲线的变化;

③ 1U/ml 缩宫素,按 0.02ml、0.07ml 容量顺序加入灌流液,观察收缩曲线的变化;

④ 5U/ml 缩宫素,按 0.04ml、0.14ml 容量顺序加入灌流液,观察收缩曲线的变化。

【注意事项】

1. 把子宫一角取出及固定于灌流装置时,不要损伤或过度牵拉子宫。

2. 严格按照给药顺序给药,中间不换液。

【思考题】

1. 缩宫素对子宫作用的特点和机制如何?

2. 查阅文献,解释为什么要提前注射雌激素。

3. 累积计算加入缩宫素的剂量,可以发现什么规律?这样设计给药剂量的原理是什么?

4. 本实验中,要如何测量和计算实验结果,才能更客观地反映缩宫素的作用?

第四章　病理生理学实验

实验 36　家兔高钾血症及抢救

【实验目的】

1. 学习复制家兔高钾血症模型的方法；
2. 观察高钾血症对心脏活动的影响；
3. 了解高钾血症的抢救措施。

【实验原理】

血液钾离子浓度过高，可对心肌细胞产生严重毒性作用，造成心肌的自律性、兴奋性、传导性和收缩性均下降，干扰正常心肌细胞的电生理活动，在临床上可引发多种心律失常，特征心电图表现为 T 波高尖，P 波和 QRS 波振幅降低，间期增宽，S 波增深等，严重时可引起心脏停搏和心室纤颤。

本实验通过静脉快速、大量输入氯化钾溶液，造成家兔高钾血症，诱发心律失常，然后再给予葡萄糖酸钙进行抢救。观察该过程中高钾血症引起的症状和体征变化，并了解高钾血症的抢救方法。

【实验动物】

家兔。

【实验器材与药品】

RM6240 生理信号采集处理系统，生物电引导电缆，心电针型电极，血气电解质分析仪；小动物手术台，电子天平，常规手术器械（手术刀、手术剪、组织镊、眼科剪、止血钳），动脉插管，气管插管，20ml、10ml、5ml 注射器，头皮针，静脉输液装置，1.5ml 带盖塑料离心管；2%戊巴比妥钠溶液（或 25%乌拉坦溶液），4% KCl 溶液，10%葡萄糖酸钙溶液，生理盐水，1000U/ml、10U/ml 肝素溶液。

【实验步骤】

1. 仪器准备

① 电脑开机，进入 RM6240 生理信号采集处理系统。打开"实验"菜单，选择"病理生理专用实验"菜单中的"高钾血症"。如图 4-1 所示，将心电输入电缆插入通道 1，待用。

② 血气电解质分析仪开机待用。

2. 手术过程

① 麻醉与固定动物：家兔称重后，用 25%乌拉坦溶液（剂量为 4ml/kg 体重）或 2%戊巴比妥钠溶液（剂量为 2ml/kg 体重）经耳缘静脉注射麻醉。将家兔仰卧位固定于小动物手术台上，颈前部剪毛备皮。

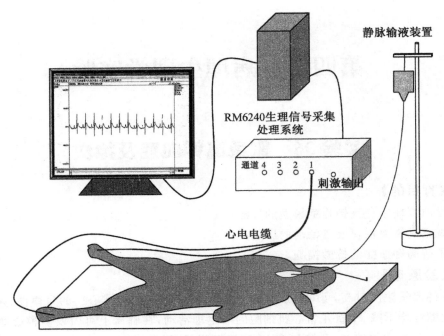

图 4-1　家兔高钾血症实验装置示意图

② 气管插管：在家兔喉下正中部位纵向切开（或剪开）皮肤，上起自甲状软骨，下至胸骨上缘，切口长 5～7cm。若有出血点，可用棉球压迫止血，或用止血钳止血。皮肤完全切开后，再继续用止血钳等器械钝性分离皮下软组织。纵向分开软组织及颈部肌肉，直至暴露气管。分离气管，在气管下方备线，用手术刀在 4、5 气管软骨环之间横向切开近一半，再用剪刀纵向剪一小口，成一"⊥"形（倒 T 形）切口。如有气管出血，应先用干棉签清除干净后，再将气管插管由剪口处向肺的方向插入气管内，用备线横向结扎，再纵向结扎固定，以免插管脱落。

③ 右侧颈外静脉留置输液针：分离位于颈部皮下、胸锁乳突肌外缘的颈外静脉，长度3～5cm。在血管的远心端下方留线，在其锁骨端用小动脉夹小心夹闭颈外静脉的近心端，待血管内血液充盈后用手术线结扎颈外静脉的远心端。用眼科剪在其靠远心端结扎处向心脏方向呈 45°角剪一 V 形小口，深度约为管径的 1/3～1/2，用弯形眼科镊小心地挑起切口血管，向心脏方向插入静脉输液导管 2～3cm。用丝线将血管和插管一起结扎，并在导管固定处打结固定。颈外静脉插入静脉插管并连接输液装置，缓慢滴入 0.9% 的生理盐水以保持管道通畅。

④ 全身肝素化：经耳缘静脉缓缓注入 1000U/ml 肝素溶液（剂量为 1ml/kg 体重），进行全身抗凝处理。

⑤ 颈总动脉插管：小心地用玻璃分针分离出右侧一段的颈总动脉，暴露3～5cm 长。用眼科镊在颈总动脉下方备双线。用其中一根线直接结扎颈总动脉的远心端，以永久阻断血流；另一根线留置备用。再在距离结扎处向近心端方向约 3cm 处，用一小动脉夹小心夹住颈总动脉以阻断血流。确保两端血流阻断后，轻轻提起远心端结扎线，牵引颈总动脉，用眼科剪在其前壁以 45°角斜向心脏方向剪一 V 形小口，深度为管径的 1/3～1/2。用眼科镊

小心提起切口上缘,向心脏方向插入一充满肝素溶液的动脉导管,导管插入动脉约 0.5cm。用留置线扎紧导管,并在侧管上打结固定,以防导管滑脱。导管的另一端接三通开关并关闭,以备放血。

3. 血钾测定

打开三通开关,弃去最先流出的生理盐水和几滴血液后,立即将插管口对准提前肝素化的 1.5ml 塑料离心管,待其注满血迅速盖紧管盖,立即用血气电解质分析仪测定血钾浓度。

4. 记录心电图

在家兔四肢远端的踝部皮下分别用心电针型电极插入约 2cm(注意:不要刺入肌肉)。在 RM6240 生理信号采集处理系统的操作界面上,打开"帮助"菜单,选择"实验参考手册"菜单中"心电图实验",根据其中提示的"Ⅱ导联"的方法,将心电电缆的正极(红色)、负极(绿色)和参考极(黑色)分别与家兔左后肢、右前肢和右后肢的电极良好连接,电缆另一端连接 RM6240 生理信号采集处理系统。在"实验"菜单中选择"心电图",点击"记录"。调节灵敏度,使心电图的最大波幅占通道的 1/4 左右。观察心电图波形,区分 P、QRS 主波波群以及 T 波。

5. 高钾血症造模及抢救

① 静脉注入 KCl 溶液:调节静脉输液调速阀,以 15～20 滴/min 的速度缓慢滴注 4% KCl,观察心电图波形的变化。当出现 P 波低平增宽、QRS 波群压低变宽和高尖 T 波后,立即停止滴注。

② 按上述步骤 3 的方法采集动脉血样,用血气电解质分析仪测定血钾浓度。

③ 再次缓慢滴注 4% KCl,观察心电图波形变化。当出现 QRS 波与 T 波无法辨别,出现大小、形态不同的心室颤动波,频率超过 150 次/min 时,立即停止滴注 KCl 溶液,改为推注 10% 葡萄糖酸钙溶液抢救。如抢救成功(心律恢复正常),则再次按步骤 3 的方法采集动脉血测定血钾浓度。

6. 数据测量

点击心电记录通道左侧"选择",从下拉菜单中"心电测量"选项下选"心电图自动统计测量",分别测量各实验项心电图的 P 波幅值、QRS 波幅值、T 波幅值、P-R 间期时间、Q-T 间期时间以及心率。将结果填入表 4-1。

表 4-1　家兔高钾血症及抢救心电图数据统计表

处理因素	滴注 KCl 前	第 1 次滴注 KCl 后	第 2 次滴注 KCl 后	抢救后
P 波幅/mV				
QRS 波幅值/mV				
T 波幅值/mV				
P-R 间期时间/s				
Q-T 间期时间/s				
心率/(次/min)				
血钾浓度/(mmol/L)				

【注意事项】

1. 滴注 KCl 溶液时必须注意观察。如发现动物突然挣扎或呼吸急促,要立即停止滴注,并及时取血,备测定血钾之用。

2. 每次取血前应弃去管中生理盐水和头几滴血液,以免影响测定结果。

3. 每次取血后,应立即切换三通开关,从侧管推入约 1ml 10U/ml 肝素溶液冲洗导管。

4. 推注葡萄糖酸钙溶液时,速度应当缓慢,以避免高血钙的发生。

5. 观察心电图时若出现干扰,在排除肌电干扰和机器本身干扰后,应检查各导线有无脱落,电极与皮肤是否接触紧密,并尽量避免导线纵横交错的现象,小动物手术台要保持干燥。

【思考题】

1. 推注 KCl 溶液的过程中,家兔心电图相继如何变化?为什么?

2. 推注葡萄糖酸钙为什么可以抢救高钾血症?

3. 请设计其他方案抢救和治疗高钾血症。

实验 37　　家兔代谢性酸碱平衡紊乱

【实验目的】

1. 学习复制家兔代谢性酸碱平衡紊乱模型的方法;

2. 观察酸中毒或碱中毒后家兔的呼吸功能及血气和电解质指标的变化。

【实验原理】

疾病状态下,体液中酸性或碱性物质的增加或减少超过机体的代偿调节能力,或发生酸碱调节机制障碍,破坏了体液酸碱度的相对稳定性,称为酸碱平衡紊乱。代谢性酸中毒(metabolic acidosis)的特征是血浆 $[HCO_3^-]$ 原发性减少。代谢性碱中毒(metabolic alkalosis)的特征是血浆 $[HCO_3^-]$ 原发性增多。

本实验中,通过给动物注射大量乳酸造成代谢性酸中毒;通过给动物注入 $NaHCO_3$ 造成代谢性碱中毒。分别观察动物呼吸活动的变化,用血气电解质分析仪测定 pH、PaO_2、$PaCO_2$、$[HCO_3^-]$、$[K^+]$、$[Na^+]$、$[Cl^-]$ 等各项指标的变化。

【实验动物】

家兔。

【实验器材与药品】

RM6240 生理信号采集处理系统,压力换能器,微调位移固定器,呼吸流量换能器,铁架台,血气电解质分析仪;

小动物手术台,电子天平,常规手术器械(手术刀、手术剪、组织镊、眼科剪、止血钳),动脉插管,气管插管,10ml、5ml 注射器,头皮针,静脉输液装置,100μl 移液器,1.5ml 塑料离心管,输液瓶;

2%戊巴比妥钠溶液(或 25%乌拉坦溶液),生理盐水,1000U/ml、10U/ml 肝素溶液,4%乳酸,2% $NaHCO_3$ 溶液。

【实验步骤】

1. 仪器准备

电脑开机,进入 RM6240 生理信号采集处理系统。设置通道 1 为"常用项目"中的"动脉血压",扫描速度 800ms/div,灵敏度 90mmHg;设置通道 2 为"流量 ml/s",扫描速度 800ms/div,灵敏度 5ml/s。如图 4-2 所示,分别将压力换能器和呼吸流量换能器与通道 1 和通道 2 连接,待用。关闭通道 3、4。

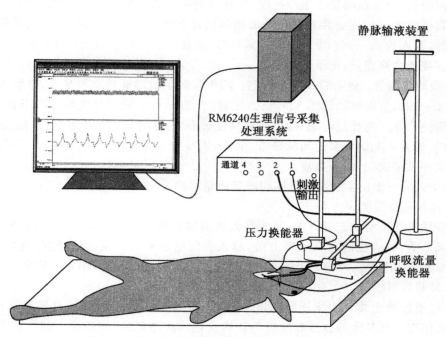

图 4-2　家兔代谢性酸碱平衡紊乱实验装置示意图

2. 手术过程

① 麻醉与固定动物:家兔称重后,用 25%乌拉坦溶液(剂量为 4ml/kg 体重)或 2%戊巴比妥钠溶液(剂量为 2ml/kg 体重)经耳缘静脉注射麻醉。将动物仰卧位固定于小动物手术台上,颈前部剪毛备皮。

② 气管插管:在家兔喉下正中部位纵向切开皮肤,上起自甲状软骨,下至胸骨上缘,切口长 5～7cm。用止血钳等器械钝性分离气管,在气管下方备线,用手术刀在 4、5 气管软骨环之间横向切开近一半,再用剪刀纵向剪一小口,成一"⊥"形(倒 T 形)切口。如有气管出血,应先用干棉签清除干净后,再将气管插管由剪口处向肺的方向插入气管内,用备线横向结扎,再纵向结扎固定,以免插管脱落。气管插管的另一端接呼吸流量换能器,记录呼吸运动。

③ 右侧颈外静脉留置输液针:分离位于颈部皮下、胸锁乳突肌外缘的颈外静脉,长度 3～5cm。在血管的远心端下方留线,在其锁骨端用小动脉夹小心夹闭颈外静脉的近心端,待血管内血液充盈后用手术线结扎颈外静脉的远心端。用眼科剪在其靠远心端结扎处向心脏方向呈 45°角剪一 V 形小口,深度约为管径的 1/3～1/2,用弯形眼科镊小心地挑起切口血管,向心脏方向插入静脉输液导管 2～3cm。用丝线将血管和插管一起结扎,并在导管固定处打结固定。颈外静脉插入静脉插管并连接输液装置,缓慢滴入 0.9%的生理盐水以保持

管道通畅。

④ 全身肝素化：经耳缘静脉缓缓注入 1000U/ml 肝素溶液（1ml/kg 体重），进行全身抗凝处理。

⑤ 颈总动脉插管：分离一侧颈总动脉 3～5cm 长。用眼科镊在右侧颈总动脉下方备双线。用其中一根线直接结扎颈总动脉的远心端，以永久阻断血流；另一根线留置备用。再在距离结扎处向近心端方向约 3cm 处，用一小动脉夹小心夹住颈总动脉以阻断血流。确保两端血流阻断后，轻轻提起远心端结扎线，用眼科剪在动脉前壁斜向心脏方向剪一 V 形小口，深度为管径的 1/3～1/2。用眼科镊小心提起切口上缘，向心脏方向插入一充满肝素溶液的动脉导管，深入约 0.5cm。用留置线扎紧导管，并在侧管上打结固定。导管的另一端通过三通开关连接压力换能器，记录动脉血压。

⑥ 股动脉插管：剪去股三角区被毛。用手指触摸股动脉搏动明显处，自腹股沟处起切开皮肤 3～5cm，分离股动脉约 3cm 长。注意：股动脉有一较大分支垂直向下伸入肌层，分离时应避免伤及。结扎远心端，用动脉夹夹住近心端，穿线备用。用眼科剪向心脏方向斜向剪一小口，插入一充满肝素的动脉导管，至 2～3cm 深。用留置线结扎固定。导管另一端接三通开关并关闭阀门，以备放血。

3. 先记录一段正常的动脉血压和呼吸流量曲线。

4. 血气电解质测定

打开股动脉插管的三通开关，弃去最先流出的生理盐水和几滴血液后，立即将插管口对准塑料离心管注血，注满后迅速盖上盖，放入血气电解质分析仪的进样室，进行血气分析。测定血液的 pH、PaO_2、$PaCO_2$、$[HCO_3^-]$、$[K^+]$、$[Na^+]$、$[Cl^-]$ 等，作为实验前对照。

5. 复制病理模型

① 代谢性酸中毒：从颈外静脉以 20～30 滴/min 的速度缓慢滴注乳酸溶液（剂量为 10ml/kg 体重），观察兔的血压和呼吸活动的变化。滴注完后，按步骤 4 的方法采集动脉血标本，立即测定血气指标。

约 20min 后，再次按步骤 4 的方法采集动脉血标本，立即测定血气指标。

② 代谢性碱中毒：从颈外静脉以 20～30 滴/min 的速度缓慢滴注 $NaHCO_3$ 溶液（剂量为 10ml/kg 体重），观察兔的血压和呼吸活动的变化。滴注完后，按步骤 4 的方法采集动脉血标本，立即测定血气指标。

约 20min 后，再次按步骤 4 的方法采集动脉血标本，立即测定血气指标。

6. 将测定的各项数据填入表 4－2。

表 4－2　血气电解质测定结果记录表

处理因素	实验前	滴注乳酸后	滴注乳酸 20min 后	滴注 $NaHCO_3$ 后	滴注 $NaHCO_3$ 20min 后
动脉血压（收缩压/舒张压）/mmHg					
呼吸频率/（次/min）					
呼吸流量/（ml/s）					
动脉血 pH					

续　表

处理因素	实验前	滴注乳酸后	滴注乳酸20min 后	滴注NaHCO₃后	滴注 NaHCO₃20min 后
PaO_2/kPa					
$PaCO_2$/kPa					
$[HCO_3^-]$/(mmol/L)					
$[K^+]$/(mmol/L)					
$[Na^+]$/(mmol/L)					
$[Cl^-]$/(mmol/L)					

【注意事项】

1. 合理控制滴注乳酸、$NaHCO_3$的速度,以防家兔死亡。

2. 采血时要尽量避免接触空气,并尽快检测。

【思考题】

比较滴注乳酸或 $NaHCO_3$后血气指标的变化,并解释出现这些变化的原因。

实验 38　脑缺血大鼠海马神经元凋亡的观察

【实验目的】

1. 学习用四血管闭塞法复制大鼠全脑缺血模型;

2. 观察短时缺血缺氧对海马 CA1 区神经元凋亡的影响;

3. 了解冰冻切片的制备方法。

【实验原理】

神经细胞正常结构和功能的维持,高度依赖于正常血氧和血糖供应。短时缺氧即可造成神经元不可逆地坏死或凋亡。海马 CA1 区神经元与人类、哺乳类动物的学习记忆功能密切相关,且该区神经元对缺血具有高度敏感性,因此全脑的缺血再灌注损伤可引起海马 CA1 区神经元明显的形态与功能变化。通过 Hoechst33342/PI 双染色法可鉴别凋亡细胞,从而判断缺血再灌注损伤程度。

本实验采用改良四血管闭塞法(双侧椎动脉闭塞-双侧颈总动脉夹闭)制作大鼠全脑缺血模型。该法可减少动物死亡率,并成功模拟全脑缺血。

【实验动物】

大鼠。

【实验器材与药品】

荧光显微镜,冰冻切片机,蠕动泵,通风橱;

常规手术器械(手术刀、手术剪、组织镊、眼科剪、止血钳),小动脉夹,小动物手术台,双极电凝镊,持针钳,手术缝合线;

2％戊巴比妥钠溶液,生理盐水,0.01mol/L 磷酸缓冲液(PBS),4％多聚甲醛- PBS 溶液,30％蔗糖- PBS 溶液,Hoechst33342/PI 双染色试剂盒。

【实验步骤】

1. 动物麻醉和手术

大鼠经 2% 戊巴比妥钠溶液（剂量为 50mg/kg 体重）腹腔注射，俯卧位固定于手术台上，于颈后正中第 1、2 颈椎处切一长约 1.5cm 的切口，剥离颈部肌肉显露第 1 颈椎上之双侧翼孔后，插入双极电凝镊烧灼闭塞从中穿行的椎动脉，缝合伤口。将动物仰卧位固定，分离颈部肌肉，显露双侧颈总动脉，夹闭 6min 后放开动脉夹，行再灌注。

对照组大鼠仅进行假手术后缝合。

2. 大鼠海马冰冻切片

术后第 3 天，将大鼠转移至通风橱内，麻醉状态下开胸，剪开心包膜暴露心脏，用眼科剪迅速剪破右心耳，用 5# 针头迅速刺入左心室，在蠕动泵推动下经主动脉快速灌注生理盐水约 5min 以冲净血液，再以 4% 多聚甲醛溶液灌注固定 0.5h，断头取脑，在 4℃用 4% 多聚甲醛-PBS 溶液后固定 2h，再置于 30% 蔗糖-PBS 溶液中过夜，次日待脑沉底后，即可进行冰冻切片，厚度 5～10μm。

3. CA1 区神经元凋亡的观察（Hoechest33342/PI 双染）

用 5μg/ml 的 Hoechest33342 染色 10～15min，洗片、封片后在荧光显微镜下（330～350nm）观察海马 CA1 区细胞凋亡情况。10×40 视野下，每张切片随机取 5 个视野，计数每个视野中凋亡细胞数，以 5 个视野的平均值作为结果。

结果判断：采用 Hoechest33342/PI 双染法，PI 可以判断细胞膜有无破损，Hoechest 可以判断细胞核有没有固缩。若细胞内有红光和 Hoechest 的蓝色荧光，则判定为坏死细胞；若细胞内无红光，有 Hoechest 的蓝色荧光，则判定为凋亡细胞；若细胞内无红光，也没有 Hoechest 的蓝色荧光，则判定为正常细胞。

4. 将模型组大鼠和对照组大鼠的实验结果进行统计分析。

【注意事项】

1. 建议选用健康雄性 Wistar 大鼠。

2. 由于大鼠四血管闭塞法造模的成功率并不是 100%，因此需要多做几只，选取造模成功者与对照进行比较。

3. 如果全班同时进行实验，可将动物平分为模型组和对照组，实验结束后对数据进行统计分析。

4. 大鼠海马 CA1 区定位可参照大鼠脑图谱进行。

5. Hoechst33342/PI 双染色，应按照试剂盒说明书进行。

【思考题】

1. 大鼠四血管闭塞法为什么会造成海马损伤？

2. 本实验方法造模成功率达不到 100%，可能有哪些原因？

3. 请设计其他指标，用以检测四血管闭塞后对海马乃至其他脑区结构和功能的影响。

实验 39　家兔实验性弥散性血管内凝血及其检测

【实验目的】

1. 学习复制家兔弥散性血管内凝血模型的方法；
2. 了解弥散性血管内凝血的病因及发病机制；
2. 观察急性弥散性血管内凝血各期血液凝固性的变化,分析原因；
3. 了解弥散性血管内凝血的实验室诊断标准。

【实验原理】

弥散性血管内凝血(disseminated or diffuse intravascular coagulation,DIC)是指在某些致病因子作用下凝血因子和血小板被激活,大量可溶性促凝物质(soluble thromboplastin)入血,从而引起一个以凝血功能失常为主要特征的病理过程。DIC 发生时,微循环中形成大量微血栓,同时大量消耗凝血因子和血小板,继发性纤维蛋白溶解过程加强,导致出血、休克、器官功能障碍和贫血等。

兔脑粉由兔脑组织加丙酮研磨、过滤、干燥制成,其主要成分是组织凝血酶,常用于凝血诊断。本实验通过对家兔静脉注射兔脑粉浸液,启动外源性凝血系统而导致 DIC。

本实验进行纤维蛋白原测定、凝血酶原时间(prothrombin time,PT)测定,并进行血浆鱼精蛋白副凝试验(3P 试验,用以检测纤维蛋白降解产物 FDP)。DIC 过程中将出现纤维蛋白原减少、PT 延长、3P 试验阳性的情况。

【实验动物】

家兔。

【实验器材与药品】

RM6240 生理信号采集处理系统,呼吸流量换能器,微调位移固定器,铁架台；

小动物手术台,电子秤,显微镜,离心机,721 型分光光度计,水浴箱,常规手术器械(手术刀、手术剪、组织镊、眼科剪、止血钳),微量加样器,动脉插管,血小板计数板,10ml、5ml 注射器,肝素抗凝带盖试管,枸橼酸钠抗凝带盖试管(含枸橼酸钠 0.3ml)；

2%戊巴比妥钠溶液(或 25%乌拉坦溶液),3.8%枸橼酸钠,血小板稀释液,兔脑粉,10U/ml肝素溶液,凝血酶原时间检测试剂盒,纤维蛋白原含量测定试剂盒,硫酸鱼精蛋白液。

【实验步骤】

1. 仪器准备

实验装置同实验 23。电脑开机,进入 RM6240 生理信号采集处理系统。设置通道 1 为"流量 ml/s",扫描速度 800ms/div,灵敏度 5ml/s。将呼吸流量换能器连接通道 1,待用。关闭其余 3 个通道。

2. 手术过程

① 麻醉与固定动物：家兔称重后,用 25%乌拉坦溶液(剂量为 4ml/kg 体重)或 2%戊巴比妥钠溶液(剂量为 2ml/kg 体重)经耳缘静脉注射麻醉。将动物仰卧位固定于小动物手术台上,颈前部剪毛备皮。

② 气管插管：在家兔喉下正中部位纵向切开(或剪开)皮肤,上起自甲状软骨,下至胸

骨上缘,切口长 5～7cm。若有出血点,可用棉球压迫止血,或用止血钳止血。皮肤完全切开后,再继续用止血钳等器械钝性分离皮下软组织。纵向分开软组织及颈部肌肉,直至暴露气管。分离气管,在气管下方备线,用手术刀在 4、5 气管软骨环之间横向切开近一半,再用剪刀纵向剪一小口,成一"⊥"形(倒 T 形)切口。如有气管出血,应先用干棉签清除干净后,再将气管插管由剪口处向肺的方向插入气管内,用备线横向结扎,再纵向结扎固定,以免插管脱落。气管插管的另一端接呼吸流量换能器,记录呼吸运动。

③ 右侧颈外静脉插管:分离位于颈部皮下、胸锁乳突肌外缘的颈外静脉,长约 3～5cm。在血管的远心端下方留线,在其锁骨端用小动脉夹小心夹闭颈外静脉的近心端,待血管内血液充盈后用手术线结扎颈外静脉的远心端。用眼科剪在其靠远心端结扎处向心脏方向呈 45°角剪一 V 形小口,深度约为管径的 1/3～1/2,用弯形眼科镊小心地挑起切口血管,向心脏方向插入静脉输液导管 2～3cm。用丝线将血管和插管一起结扎,并在导管固定处打结固定。

3. 抗凝管准备

取预先准备的肝素抗凝管(用以测定纤维蛋白原)和枸橼酸钠抗凝管(用以测定 PT 和进行 3P 试验)各 3 支,分别做好取血次序的标记。

4. 用作正常对照的各项指标的血标本的制备

取测定血小板和其他出、凝血指标用的血标本时,可放松动脉夹,最先流出的数滴血应弃去。然后分别在肝素抗凝管内放入兔血 1.5ml,在枸橼酸钠抗凝管内放入兔血 3.5ml,取血完毕后用生理盐水冲洗静脉插管以防管内血液凝固。取血管迅速盖紧管口,上下颠倒试管使血液与抗凝剂混匀(勿振荡)。平衡后,以 3000rpm 离心 10min,小心取出上层血浆,另置于干净小试管中,并加上标记。肝素抗凝所制备的血浆用以测定纤维蛋白原,枸橼酸钠抗凝所制备的血浆用以测定 PT 和 3P 试验。

5. DIC 造模

将兔脑粉用生理盐水配制成 4% 浸液,在 37℃ 水浴预热和保温。实验时以 8ml/kg 体重的剂量经耳缘静脉以 1ml/min 的速度匀速推注。同时观察动物,当发现动物突然挣扎、呼吸急促时,立即停止推注并及时采血,方法同步骤 4。

6. 采集血样

在兔脑粉注射完毕后立即采血一次,注射完毕后 45min 时再采血样一次,方法同步骤 4。

7. 血凝指标检测

按照试剂盒说明书分别进行 PT 和纤维蛋白原含量的测定。

3P 试验按照如下步骤操作:

① 取被检血浆 0.5ml,置于小试管内,放入 37℃ 水浴预温 3min。

② 在上述试管内加入硫酸鱼精蛋白液 50μl,混匀,在 37℃ 水浴中放置 15min。在观察结果时,将试管轻轻地摇动,有白色纤维或凝块为阳性;完全浑浊、无白色纤维为阴性。

8. 症状及体征观察

① 皮肤黏膜出血点;② 判断肺血栓形成:有无呼吸困难、紫绀;③ 判断消化道血栓:有无胃肠道出血;④ 休克:肢端发冷、青紫,少尿,血压下降;⑤ 有无溶血。

【注意事项】

1. 要提前做好第二次采血的一切准备工作,准备好抗凝管、玻片、秒表。这是因为在注射兔脑粉浸液的过程中,动物极易猝死,如到注射兔脑粉浸液时再做准备,则很可能由于动物死亡,采不到血。

2. 静脉注射兔脑粉浸液的速度是实验成败的关键。应在控制好速度的前提下,密切注意家兔的反应。

3. 纤维蛋白原定量检测时,一旦血浆与饱和盐水接触,应即混匀,否则易致局部沉淀,影响测定。

4. 作3P试验时,应先加血浆,再加鱼精蛋白液,否则易致假阳性。

【思考题】

1. 分析各项测定的结果。

2. 静脉注射兔脑粉浸液后为何会有兔血上述变化?

实验 40　家兔失血性休克及抢救

【实验目的】

1. 学习复制家兔失血性休克模型的方法;

2. 观察家兔失血性休克发生和发展过程中动脉血压、呼吸等的变化;

3. 了解用于家兔失血性休克的抢救方法。

【实验原理】

大量失血使有效循环血量减少,可引起失血性休克。当少量失血时,机体可代偿循环血量的减少,包括微循环灌流量的明显减少,使血压恢复正常。一般15min内失血少于全身总血量的10%时,机体可通过代偿使血压和组织灌流量保持基本正常。若15min内快速失血超过总血量的20%左右,即可引起休克。但当快速、大量失血超过全身血量30%时,有效循环血量急剧减少,超出机体的代偿能力,引起心输出量减少,血压下降。由于窦弓压力感受器的负反馈调节作用减弱,引起交感神经活动相对亢进,外周血管收缩,组织灌流量减少,继而引起组织严重缺血与缺氧,此即失血性休克。失血性休克的失代偿期,由于缺氧引起酸中毒,以至循环、呼吸衰竭。失血量超过总血量的50%,则由于机体失代偿及恶性循环,往往迅速导致死亡。

失血性休克的抢救,可补充血容量,提高有效循环血量、心输出量,改善组织灌流,还可合理使用血管活性药物,改善微循环。

本实验通过对家兔经动脉放血,观察失血性休克过程中的一系列变化,以及上述抢救措施的效果。

【实验动物】

家兔。

【实验器材与药品】

RM6240生理信号采集处理系统,压力换能器,呼吸流量换能器,微调位移固定器,铁架台,血气电解质分析仪;

小动物手术台,电子天平,常规手术器械(手术刀、手术剪、组织镊、眼科剪、止血钳),动脉插管,气管插管,50ml、20ml、5ml注射器,头皮针,静脉输液装置,100μl移液器,1.5ml塑

料离心管,输液瓶;

2%戊巴比妥钠溶液(或25%乌拉坦溶液),25%葡萄糖溶液,生理盐水,1000U/ml肝素溶液。

【实验步骤】

1. 仪器准备

① 实验装置同实验37。电脑开机,进入 RM6240 生理信号采集处理系统。设置通道1为"血压 mmHg",扫描速度800ms/div,灵敏度90mmHg;设置通道2为"流量 ml/s",扫描速度800ms/div,灵敏度5ml/s。将压力换能器连接通道1,呼吸流量换能器连接通道2,待用。关闭通道3、4。

② 血气电解质分析仪开机待用。

2. 手术过程

① 麻醉与固定动物:家兔称重后,用25%乌拉坦溶液(剂量为4ml/kg体重)或2%戊巴比妥钠溶液(剂量为2ml/kg体重)经耳缘静脉注射麻醉。将动物仰卧位固定于小动物手术台上,颈前部剪毛备皮。

② 气管插管:在家兔喉下正中部位纵向切开皮肤,上起自甲状软骨,下至胸骨上缘,切口长5~7cm。用止血钳等器械钝性分离气管,在气管下方备线,用手术刀在4、5气管软骨环之间横向切开近一半,再用剪刀纵向剪一小口,成一"⊥"形(倒T形)切口。如有气管出血,应先用干棉签清除干净后,再将气管插管由剪口处向肺的方向插入气管内,用备线横向结扎,再纵向结扎固定,以免插管脱落。气管插管的另一端接呼吸流量换能器,记录呼吸运动。

③ 右侧颈外静脉留置输液针:分离位于颈部皮下、胸锁乳突肌外缘的颈外静脉,长度3~5cm。在血管的远心端下方留线,在其锁骨端用小动脉夹小心夹闭颈外静脉的近心端,待血管内血液充盈后用手术线结扎颈外静脉的远心端。用眼科剪在其靠远心端结扎处向心脏方向呈45°角剪一 V 形小口,深度约为管径的1/3~1/2,用弯形眼科镊小心地挑起切口血管,向心脏方向插入静脉输液导管2~3cm。用丝线将血管和插管一起结扎,并在导管固定处打结固定。颈外静脉插入静脉插管并连接输液装置,缓慢滴入0.9%的生理盐水以保持管道通畅。

④ 全身肝素化:经耳缘静脉缓缓注入1000U/ml肝素溶液(1ml/kg体重),进行全身抗凝处理。

⑤ 颈总动脉插管:分离一侧颈总动脉3~5cm长。用眼科镊在右侧颈总动脉下方备双线。用其中一根线直接结扎颈总动脉的远心端,以永久阻断血流;另一根线留置备用。再在距离结扎处向近心端方向约3cm处,用一小动脉夹小心夹住颈总动脉以阻断血流。确保两端血流阻断后,轻轻提起远心端结扎线,用眼科剪在动脉前壁斜向心脏方向剪一 V 形小口,深度为管径的1/3~1/2。用眼科镊小心提起切口上缘,向心脏方向插入一充满肝素溶液的动脉导管,深入约0.5cm。用留置线扎紧导管,并在侧管上打结固定。导管的另一端通过三通开关连接压力换能器,记录动脉血压。

⑥ 股动脉插管:剪去股三角区被毛。用手指触摸股动脉搏动明显处,自腹股沟处起切开皮肤3~5cm,分离股动脉约3cm长。注意:股动脉有一较大分支垂直向下伸入肌层,分离时应避免伤及。结扎远心端,用动脉夹夹住近心端,穿线备用。用眼科剪向心脏方向斜向剪一小口,插入一充满肝素的动脉导管,至2~3cm深。用留置线结扎固定。导管另一端接

三通开关并关闭阀门,以备放血。

3. 血气电解质测定

打开股动脉三通开关,弃去最先流出的生理盐水和几滴血液后,立即将插管口对准塑料离心管注血约 1ml,迅速用血气电解质分析仪进行测定。本实验中测定指标为:动脉血pH、PaO_2 和 $PaCO_2$(以下各项同)。

4. 复制失血性休克与观察指标

① 放血前血压和呼吸的观察:记录正常的动脉血压曲线和呼吸流量曲线,观察记录皮肤黏膜颜色。

② 提前将输液瓶肝素化,准备盛接放出的血液。

③ 第 1 次放血:打开三通开关,由股动脉以 <2ml/min 的速度缓慢放血,当平均动脉压降至正常水平的 2/3 左右时,停止放血,记录失血量和失血时间。放血时用一注射器直接从放血口抽取 1ml 血,迅速用血气电解质分析仪进行测定。稳定 5min,观察呼吸运动和皮肤黏膜颜色的变化。

④ 第 2 次放血:由股动脉快速放血,当收缩压降至原水平的 1/3(约 40mmHg)以下时,停止放血,记录失血量和失血时间。放血时用一注射器直接从放血口抽取 1ml 血,迅速用血气电解质分析仪进行测定。稳定 5min,观察呼吸运动和皮肤黏膜颜色的变化。

5. 失血性休克的抢救

① 将之前放出的血液由三通管的侧管加压输入动脉,或经颈外静脉注射输入,观察动脉血压和呼吸运动的恢复情况。

② 补注射与上述血液量等量的生理盐水,观察和记录各项指标的恢复情况。

③ 打开股动脉三通开关,弃去最先流出的生理盐水和几滴血液后,立即将插管口对准塑料离心管注血约 1ml,迅速用血气电解质分析仪进行测定。

6. 数据测量与整理

① 点击血压记录通道左侧"选择",在下拉菜单中选中"静态统计测量"选项下"压力",选择其中"动脉血压测量"的"平均值"测量工具,分别测定和计算各观察项的动脉血压(收缩压、舒张压)、平均动脉压、脉压差。将结果填入表 4-3。

② 点击呼吸流量记录通道左侧"选择",在下拉菜单中选中"静态统计测量"选项下"呼吸",选择"通用测量"中"连续波"的"平均值"测量工具,分别测定各观察项的呼吸频率和呼吸流量。将结果填入表 4-3。

③ 整理各观察项所采集动脉血样品的血气分析结果,填入表 4-3。

表 4-3　家兔失血性休克实验数据记录表

处理因素	放血前	第 1 次放血后	第 2 次放血后	抢救后
动脉收缩压/mmHg				
动脉舒张压/mmHg				
平均动脉压/mmHg				
脉压差/mmHg				
呼吸频率/(次/min)				

处理因素	放血前	第 1 次放血后	第 2 次放血后	抢救后
呼吸流量/(ml/s)				
动脉血 pH				
PaO_2/kPa				
$PaCO_2$/kPa				

【注意事项】

1. 麻醉要适度,麻醉时需时刻关注家兔呼吸的情况。
2. 用来进行血气分析的血样采集过程应当迅速,并且尽量避免接触空气。
3. 放出的血液在回注到体内之前要加温至 37℃,可用恒温浴槽保温。

【思考题】

1. 分析数据统计表中各项数据的变化趋势及其原因。
2. 本实验中,大量失血是否引起了休克？判断根据是什么？
3. 实验观察的各项指标与休克时主要功能代谢变化的关系如何？
4. 临床上,失血性休克的治疗手段有哪些？
5. 如果条件允许,你认为本实验还应当做哪些其他观察或测定哪些其他数据？

实验 41　大鼠内毒素性休克

【实验目的】

1. 学习用静脉注射脂多糖法复制大鼠内毒素性休克模型的方法；
2. 观察内毒素引起动物休克的表现。

【实验原理】

内毒素性休克(endotoxic shock, ES)多由革兰氏阴性菌产生内毒素的主要活性成分——脂多糖(lipopolysaccharide, LPS)引起。当病灶或血流中革兰氏阴性病原菌大量死亡,释放出来的大量内毒素进入血液时,可发生内毒素血症。大量内毒素作用于机体的巨噬细胞、中性粒细胞以及补体系统、凝血系统等,便会产生白细胞介素和肿瘤坏死因子等生物活性物质。这些物质作用于小血管,造成功能紊乱而导致微循环障碍,以血管调节功能失调、低血压、心力衰竭等为主要表现。

【实验动物】

大鼠。

【实验器材与药品】

RM6240 生理信号采集处理系统,压力换能器,微调位移固定器,铁架台,显微镜；

常规手术器械(手术刀、手术剪、组织镊、眼科剪、止血钳),小动物手术台,气管插管,动脉插管,肛温计(大鼠用)；

2％戊巴比妥钠溶液,脂多糖,IL-6 检测 ELISA 试剂盒,TNF-α检测 ELISA 试剂盒,苏木精-伊红(HE)染色试剂盒。

【实验步骤】

1. 仪器准备

将压力换能器与 RM6240 生理信号采集处理系统通道 1 连接。

2. 手术过程

以 2％戊巴比妥钠腹腔注射（剂量为 40～50mg/kg 体重）麻醉大鼠。10min 后进行手术，暴露气管，做气管插管。分离一侧颈总动脉，插入动脉插管，与压力换能器相连，用生理信号采集处理系统记录动脉血压。分离一侧股静脉准备静脉给药。静脉注射 1000U/ml 肝素溶液（剂量为 1ml/kg 体重）全身抗凝。

3. 记录正常血压，观察 20min 左右，待血压平稳后开始给药。

4. 注射 LPS（剂量为 10mg/kg 体重），使动物动脉血压下降幅度达基础血压 25％～30％，复制内毒素休克模型。

5. 用涂液体石蜡的温度计插入大鼠肛门至少 2cm，测定直肠体温。

6. 连续监测 LPS 注射后 2h 内的平均动脉压。

7. 于注射 LPS 后不同时间点（0、1、2h）分别通过尾静脉取血，测定 IL－6 和 TNF－α的含量。

8. 立即用过量麻醉的方法处死动物，取心肌组织，进行冰冻切片，H E 染色后显微镜下观察 LPS 注射后心肌组织的结构变化。

【注意事项】

1. 实验过程中应避免动脉插管和静脉插管内出现凝血。

2. IL－6 和 TNF－α检测严格按照试剂盒说明书进行。

3. 心肌切片和 H E 染色可在课后由教师完成，再公布实验结果。

【思考题】

1. 内毒素为什么会引起大鼠休克？

2. 内毒素是否会引起大鼠体温升高？为什么？

3. 请设计其他指标和相应操作，检测注射内毒素后对大鼠的影响。

4. 本实验模型有何应用价值？

实验 42 小鼠肠缺血再灌注损伤对小肠功能的影响

【实验目的】

1. 学习用夹闭肠上动脉丛造成肠道缺血的造模方法；

2. 观察肠上动脉丛缺血后再灌注对小肠的推进运动和吸收活动的影响。

【实验原理】

所谓缺血再灌注损伤（ischemia-reperfusion injury），是指缺血组织器官恢复血液灌注后，引起再灌注部位的结构和功能损伤加重的现象。本实验中采用肠系膜上动脉结扎（superior mesenteric artery occlusion，SMAO）来阻断部分肠道的血液供应，一段时间后再恢复血流灌注，对比对照组动物，观察小肠推进速度和吸收能力的改变，了解缺血再灌注损伤对小肠功能的影响。

D-木糖在小肠内吸收十分迅速,其吸收速度依赖于胃肠道黏膜的完整性。用间苯三酚法可灵敏地测定血液中 D-木糖浓度,从而了解小肠吸收功能。酚红在肠道几乎不吸收,在胃饲试剂中加入酚红,一定时间后检查酚红在小肠中推进的情况,可了解小肠的运动功能。本实验将这两种常用方法综合起来,在同一只小鼠上检测小肠吸收和运动两方面功能。

【实验动物】

小鼠。

【实验器材与药品】

小动物手术台,常规手术器械(手术刀、手术剪、组织镊、眼科剪、止血钳),小动脉夹,紫外可见分光光度计,恒温水浴锅,离心机;

2%戊巴比妥钠溶液,D-木糖,酚红,间苯三酚,明胶,冰醋酸,浓盐酸,蒸馏水。

【实验步骤】

1. 配制相关试剂

① D-木糖酚红溶液:称取 1.5g 明胶,加水 7.5ml,加入酚红 0.12g,溶胀 30min,待溶胀完全后加入 D-木糖 0.5g,加水 2.5ml,60℃水浴溶解,混匀,37℃保温。

② 间苯三酚显色剂:间苯三酚 1g,加冰醋酸 200ml,浓盐酸 12ml,溶解混匀。

2. 动物麻醉

腹腔注射 2%戊巴比妥钠溶液(剂量为 50mg/kg 体重)麻醉小鼠。

3. 手术过程

肠损造模方法:采用快速缺血性夹闭方法制成肠损模型。

缺血性夹闭方法:于腹正中线偏右处切一大约 0.5cm×0.6cm 切口,找到十二指肠,分离肠系膜上动脉丛,用小动脉夹夹闭,导致肠缺血,45min 后松夹,缝合腹腔。

假手术小鼠同法进行麻醉、腹部切开和缝合,但是不夹闭肠上动脉,作为对照。

4. 小鼠手术(或假手术)次日胃饲 D-木糖酚红溶液,胃饲容量为 0.15ml/10g 体重。

5. 实验观察

① 血中 D-木糖检测方法:胃饲结束后 10min 时,小鼠眼眶取血 0.4ml,以 3000rpm 离心 40min,取上清 50μl,加水定容至 10ml,加入间苯三酚显色剂 5.0ml,沸水浴加热 8min,流水冷却至室温,放置 10min。于 554nm 波长处测定吸光度。

绘制 D-木糖标准曲线:称取 D-木糖 0.3g,溶解于 10ml 容量瓶中,分别取 50μl、100μl、150μl、200μl、250μl、300μl,加水定容至 10ml,每管加入间苯三酚显色剂 5.0ml,沸水浴加热 8min,流水冷却至室温,放置 10min。于 554nm 波长处测定吸光度,做标准曲线。

② 小肠推进检测方法:胃饲结束后 15min 时,以颈椎脱臼法处死,沿腹中线剪开小鼠腹腔,在腹腔内找到酚红在小肠内的推进部位,结扎后于胃幽门处、盲肠下 1cm 处分别剪断取出,直铺在白纸上,分别测量胃幽门至结扎处距离(AD)和胃幽门至盲肠的小肠总长距离(OD),以 AD/OD 的百分率为小肠推进率。

【注意事项】

1. 小鼠于实验前 12h 开始禁食不禁水。

2. 如果全班同时进行实验,可将动物平分为模型组和对照组,实验结束后对数据进行统计分析。

【思考题】

1. 肠缺血再灌注对小肠的推进和吸收活动有何影响？试分析原因。
2. 肠缺血再灌注对于其他内脏的生理功能有何影响？

实验 43　家兔急性右心衰竭

【实验目的】

1. 学习复制家兔急性右心衰竭模型的方法；
2. 观察急性右心衰竭时家兔动脉血压、中心静脉压及呼吸活动的变化；
3. 分析急性右心衰竭可能的发病机制。

【实验原理】

心力衰竭是心功能不全的失代偿阶段。由于心脏收缩的前负荷和后负荷过大，可导致心输出量明显下降，从而表现出心衰竭的各种症状。

本实验利用静脉注射液体石蜡阻塞家兔肺毛细血管，增加肺动脉压，使右心的后负荷增大；经静脉快速、大量输入生理盐水，使中心静脉压升高，右心的前负荷增大。当上述两方面因素使家兔右心室的前后负荷超过了代偿能力时，则可诱发家兔的急性右心衰竭。

【实验动物】

家兔。

【实验器材与药品】

RM6240 生理信号采集处理系统，压力换能器，呼吸流量换能器，微调位移固定器，铁架台；

小动物手术台，电子天平，常规手术器械（手术刀、手术剪、组织镊、眼科剪、止血钳），气管插管，静脉插管，动脉插管，10ml、5ml、1ml 注射器，静脉输液装置，输液瓶；

2％戊巴比妥钠溶液（或 25％乌拉坦溶液），1％普鲁卡因溶液，生理盐水，1000U/ml 肝素溶液，液体石蜡。

【实验步骤】

1. 仪器准备

电脑开机，进入 RM6240 生理信号采集处理系统。设置通道 1 为"血压 mmHg"，扫描速度 800ms/div，灵敏度 90mmHg；设置通道 2 为"压力 cmH$_2$O"，扫描速度 800ms/div，灵敏度 5cmH$_2$O。设置通道 3 为"流量 ml/s"，扫描速度 800ms/div，灵敏度 5ml/s。如图 4-3 所示，将两只压力换能器分别与通道 1 和通道 2 连接；将呼吸流量换能器连接通道 3，待用。关闭通道 4。

2. 手术过程

① 麻醉与固定动物：家兔称重后，用 25％乌拉坦溶液（剂量为 4ml/kg 体重）或 2％戊巴比妥钠溶液（剂量为 2ml/kg 体重）经耳缘静脉注射麻醉。将动物仰卧位固定于小动物手术台上，颈前部剪毛备皮。

② 气管插管：在家兔喉下正中部位纵向切开（或剪开）皮肤，上起自甲状软骨，下至胸骨上缘，切口长 5～7cm。若有出血点，可用棉球压迫止血，或用止血钳止血。皮肤完全切开

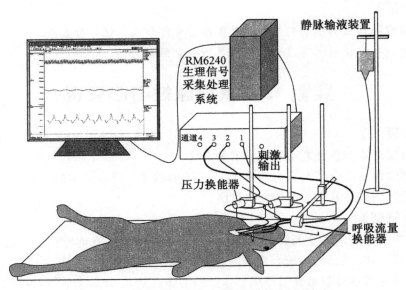

图 4-3　家兔急性右心衰竭实验装置示意图

后,再继续用止血钳等器械钝性分离皮下软组织。纵向分开软组织及颈部肌肉,直至暴露气管。分离气管,在气管下方备线,用手术刀在4、5气管软骨环之间横向切开近一半,再用剪刀纵向剪一小口,成一"⊥"形(倒T形)切口。如有气管出血,应先用干棉签清除干净后,再将气管插管由剪口处向肺的方向插入气管内,用备线横向结扎,再纵向结扎固定,以免插管脱落。气管插管另一端与通道3的呼吸流量换能器相连。

　　③ 全身肝素化:经耳缘静脉缓缓注入1000U/ml肝素溶液(剂量为1ml/kg体重),进行全身抗凝处理。

　　④ 右侧颈外静脉分离与插管:颈部皮肤切开后,找到位于颈部皮下、胸锁乳突肌外缘的颈外静脉。用玻璃分针小心地分离颈外静脉两侧的皮下筋膜,分离长度3～5cm。在血管的远心端下方留线,在其锁骨端用小动脉夹小心夹闭颈外静脉的近心端,待血管内血液充盈后用手术线结扎颈外静脉的远心端。用眼科剪在其靠远心端结扎处向心脏方向呈45°角剪一Ⅴ形小口,深度约为管径的1/3～1/2,用弯形眼科镊小心地挑起切口血管,向心脏方向插入静脉输液导管2～3cm。用丝线将血管和插管一起结扎,并在导管固定处打结固定。静脉导管的另一端通过三通管与通道2的压力换能器相连接。

　　⑤ 颈总动脉分离和动脉插管:小心地用玻璃分针分离出双侧颈总动脉,各暴露3～5cm长。用眼科镊在右侧颈总动脉下方穿过一双股的丝线,然后剪成两根线。用其中一根线直接结扎颈总动脉的远心端,以永久阻断血流;另一根线留置备用。再在距离结扎处向近心端方向约3cm处,用一小动脉夹小心夹住颈总动脉以阻断血流。确保两端血流阻断后,轻轻提起远心端结扎线,牵引颈总动脉,用眼科剪在其前壁以45°角斜向心脏方向剪一Ⅴ形小口,深度为管径的1/3～1/2。用眼科镊小心提起切口上缘,向心脏方向插入一充满肝素溶液的动脉导管(注意:勿插入动脉壁外夹层),导管插入动脉约0.5cm。用留置线扎紧导管,并在侧管上打结固定,以防导管从动脉中滑脱。导管的另一端通过三通开关连接通道1的压力换能器。

3. 急性右心衰竭的观察

① 先记录一段正常的动脉血压、中心静脉压和呼吸流量曲线。

② 用注射器由耳缘静脉缓缓注入液体石蜡（剂量为 0.5ml/kg 体重）。观察动脉血压的变化,当动脉血压下降到 70mmHg 时停止注射。

③ 稳定 10min 后,观察动脉血压、中心静脉压和呼吸的变化。

④ 待动脉血压、中心静脉压和呼吸稳定后,用输液器经右侧颈外静脉快速（180～200 滴/min）、持续输入生理盐水,观察动脉血压、中心静脉压和呼吸的变化。

⑤ 家兔死亡后,剖开胸腔和腹腔,观察有无胸水;取出心脏、肝脏和肺,观察其形态改变,用手术刀剖开,分别观察其剖面的变化。

【注意事项】

1. 颈外静脉务必要钝性分离,避免出血。

2. 耳缘静脉注射液体石蜡时,应当随时观察各项指标,出现明显改变时应减慢注射速度。

3. 为避免颈部手术引起动物疼痛挣扎,可提前用 1% 普鲁卡因做皮下浸润麻醉。

【思考题】

1. 根据实验观察归纳右心衰竭有哪些病理生理变化。

2. 根据所学的理论知识,分析实验中各项因素造成右心衰竭的机制。

实验 44　家兔实验性肺水肿

【实验目的】

1. 学习复制家兔实验性肺水肿模型的方法;

2. 观察肺水肿的表现;

3. 理解肺水肿的发生机制。

【实验原理】

水肿是指过多的液体在组织间隙或体腔内。当肺部血管内的液体渗入肺间质和肺泡腔内,则形成肺血管外液量增多的病理状态,即肺水肿。

本实验采用快速静脉滴注大量生理盐水,并由静脉注射肾上腺素的手段,造成家兔肺水肿。一般认为,快速大量输液导致家兔肺毛细血管静水压升高,肺组织液生成大于重吸收;而肾上腺素引起皮肤、肾脏的血管收缩,血流再分布进一步增加了肺毛细血管的静水压;由于血管广泛的收缩,心室收缩末期与舒张末期室内压和左房压均升高,使肺静脉血回流受阻,而导致肺静脉淤血和肺毛细血管静水压升高;肾上腺素还可引起心率增快、心动周期缩短,进而使心输出量减少,加重了肺静脉淤血。

【实验动物】

家兔。

【实验器材与药品】

RM6240 生理信号采集处理系统,生物电引导电缆,心电针型电极,压力换能器,呼吸流量换能器,微调位移固定器,铁架台,血气电解质分析仪;

小动物手术台,电子天平,常规手术器械（手术刀、手术剪、组织镊、眼科剪、止血钳）,动脉插管,气管插管,10ml、5ml、1ml注射器,头皮针,静脉输液装置,100μl移液器,1.5ml塑料离心管,输液瓶,听诊器;

2%戊巴比妥钠溶液(或25%乌拉坦溶液),生理盐水,1000U/ml和10U/ml肝素溶液,0.1%肾上腺素溶液。

【实验步骤】

1. 仪器准备

电脑开机,进入RM6240生理信号采集处理系统。如图4-4所示,设置通道1为"常用项目"中的"心电",扫描速度800ms/div,灵敏度1mV;将心电信号电缆连接通道1,备用。设置通道2为"常用项目"中的"动脉血压",扫描速度800ms/div,灵敏度90mmHg;将压力换能器连接通道2,备用。设置通道3为"流量ml/s",扫描速度800ms/div,灵敏度5ml/s;将呼吸流量换能器连接通道3,备用。关闭通道4。

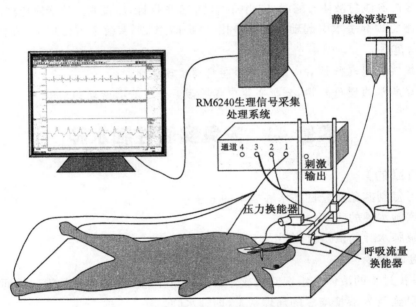

图4-4 家兔实验性肺水肿实验装置示意图

2. 手术过程

① 麻醉与固定动物:家兔称重后,用25%乌拉坦溶液(剂量为4ml/kg体重)或2%戊巴比妥钠溶液(剂量为2ml/kg体重)经耳缘静脉注射麻醉。将动物背位(仰卧位)固定于小动物手术台上,颈前部剪毛备皮。

② 气管插管:在家兔喉下正中部位纵向切开皮肤,上起自甲状软骨,下至胸骨上缘,切口长5～7cm。用止血钳等器械钝性分离气管,在气管下方备线,用手术刀在4、5气管软骨环之间横向切开近一半,再用剪刀纵向剪一小口,成一"上"形(倒T形)切口。如有气管出血,应先用干棉签清除干净后,再将气管插管由剪口处向肺的方向插入气管内,用备线横向结扎,再纵向结扎固定,以免插管脱落。气管插管的另一端接呼吸流量换能器,记录呼吸运动。

③ 右侧颈外静脉留置输液针:分离位于颈部皮下、胸锁乳突肌外缘的颈外静脉,长度

3～5cm。在血管的远心端下方留线,在其锁骨端用小动脉夹小心夹闭颈外静脉的近心端,待血管内血液充盈后用手术线结扎颈外静脉的远心端。用眼科剪在其靠远心端结扎处向心脏方向呈 45°角剪一 V 形小口,深度约为管径的 1/3～1/2,用弯形眼科镊小心地挑起切口血管,向心脏方向插入静脉输液导管 2～3cm。用丝线将血管和插管一起结扎,并在导管固定处打结固定。颈外静脉插入静脉插管并连接输液装置,缓慢滴入 0.9％的生理盐水以保持管道通畅。

④ 全身肝素化:经耳缘静脉缓缓注入 1000U/ml 肝素溶液(1ml/kg 体重),进行全身抗凝处理。

⑤ 颈总动脉插管:分离一侧颈总动脉 3～5cm 长。用眼科镊在右侧颈总动脉下方备双线。用其中一根线直接结扎颈总动脉的远心端,以永久阻断血流;另一根线留置备用。再在距离结扎处向近心端方向约 3cm 处,用一小动脉夹小心夹住颈总动脉以阻断血流。确保两端血流阻断后,轻轻提起远心端结扎线,用眼科剪在动脉前壁斜向心脏方向剪一 V 形小口,深度为管径的 1/3～1/2。用眼科镊小心提起切口上缘,向心脏方向插入一充满肝素溶液的动脉导管,深入约 0.5cm。用留置线扎紧导管,并在侧管上打结固定。导管的另一端通过三通开关连接压力换能器,记录动脉血压。

⑥ 股动脉插管:剪去股三角区被毛。用手指触摸股动脉搏动明显处,自腹股沟处起切开皮肤 3～5cm,分离股动脉约 3cm 长。注意:股动脉有一较大分支垂直向下伸入肌层,分离时应避免伤及。结扎远心端,用动脉夹夹住近心端,穿线备用。用眼科剪向心脏方向斜向剪一小口,插入一充满肝素的动脉导管,至 2～3cm 深。用留置线结扎固定。导管另一端接三通开关并关闭阀门,以备放血。

3. 记录心电图

在家兔四肢远端的踝部皮下用心电针型电极分别插入约 2cm(注意:不能刺入肌肉)。在 RM6240 生理信号采集处理系统的操作界面上,打开"帮助"菜单,选择"实验参考手册"菜单中"心电图实验",根据其中提示的"Ⅱ导联"的方法,分别将心电电缆的正极(红色)、负极(绿色)和参考极(黑色)分别与家兔左后肢、右前肢和右后肢的电极良好连接,电缆另一端连接 RM6240 生理信号采集处理系统的通道 1。

4. 先记录一段正常的心电图、动脉血压和呼吸流量曲线。

5. 血气电解质测定

打开股动脉插管的三通开关,弃去最先流出的生理盐水和几滴血液后,立即将插管口对准塑料离心管注血约 1ml,迅速用血气电解质分析仪进行测定。测定血液的 pH、PaO_2、$PaCO_2$。

6. 由静脉输入 37℃生理盐水,输液量为 100ml/kg 体重,调节输液速为 180 滴/min,同时观察心率、动脉血压和呼吸活动,用听诊器听诊肺部音。

7. 输液到最后 50ml 时,由耳缘静脉缓慢注射 0.1％肾上腺素溶液,剂量为 0.3mg/kg 体重。

8. 注意观察肺水肿体征,当呼吸急促,肺部听诊出现湿啰音,气管插管内有粉红色泡沫液体溢出时,停止输液。立即从左侧颈总动脉取血样进行血气分析。

9. 如果肺水肿症状不明显,则再次由耳缘静脉缓慢注射 0.1％肾上腺素溶液,剂量为 0.3mg/kg 体重。

10. 出现明显肺水肿体征后,夹闭气管,处死家兔,切开胸腔。在气管分叉处结扎气管,以防肺水肿液流出。在结扎线以上切断气管,除去心脏及其他组织,将肺取出称重,按如下

公式计算肺系数:

$$肺系数=\frac{肺重量(g)}{体重(kg)}$$

正常的肺系数为 4～5。

11. 肉眼观察肺体积、颜色的改变,并切开肺观察有无泡沫样液体流出,记录。

【注意事项】

1. 取血做血气分析时,切忌接触空气,如针管内有小气泡要立即排除,否则会影响血气分析结果。

2. 手术过程中,应避免伤及主要血管(如颈总动脉、颈外静脉等),以防出血。

3. 摘取肺时不要损伤肺组织,以免肺水肿液流出,影响肺系数的准确性。

【思考题】

1. 肺水肿家兔的肺系数与正常值相比有何变化?为什么?

2. 注射肾上腺素后动脉血压、心率和呼吸频率分别如何变化?分析原因。

3. 肺水肿的血气指标与正常时相比有何不同?为什么?

4. 综合比较记录的各项实验结果,分析本模型造成家兔肺水肿的机制。

实验 45　家兔急性肾小管坏死

【实验目的】

1. 学习复制急性中毒性肾功能衰竭的动物模型的方法;

2. 观察氯化高汞中毒家兔的一般状态和尿液的变化,观察肾脏的形态改变,测定血清尿素氮、血肌酐、血清钾水平以了解肾功能改变;

3. 理解急性肾功能衰竭的病因、发病机制和功能代谢变化。

【实验原理】

氯化高汞($HgCl_2$,又称升汞)是重金属毒物。升汞急性中毒会造成肾损伤。静脉注射后,重金属离子 Hg^{2+} 在肾内可造成蛋白质变性、沉淀,使肾小管上皮细胞变性坏死,坏死脱落的上皮细胞可在小管内形成各种管型,阻塞肾小管管腔,使原尿不易通过,同时由于管腔内压升高,引起有效滤过压降低,从而使肾小球滤过率降低,导致肾泌尿功能障碍,形成少尿。

本实验通过静脉注射升汞,复制中毒性肾功能衰竭的动物模型。通过观察升汞中毒家兔的一般状态、尿量和成分的变化、血尿素氮水平、内生肌酐清除率及酚红排泄率等变化,以了解肾功能的情况,并观察肾脏形态改变。根据实验指标,判断、分析及讨论急性肾功能衰竭的发病机制。

【实验动物】

家兔。

【实验器材与药品】

血气电解质分析仪,分光光度计,离心机,光学显微镜,载玻片,水浴锅,电子天平;

小动物手术台,常规手术器械(手术刀、手术剪、组织镊、眼科剪、止血钳),动脉插管,输尿管插管,$50\mu l$、$200\mu l$、$1000\mu l$ 微量移液器,注射器;

1% $HgCl_2$ 溶液,生理盐水,0.6%酚红溶液,50%葡萄糖液,尿素氮检测试剂盒,血肌酐检测试剂盒。

【实验步骤】

1. 升汞急性中毒造模

实验前一天,家兔称重后,皮下(或肌肉)注射 1% $HgCl_2$,注射量为 1.2ml/kg 体重。

对照组家兔则在相同部位注射相同量生理盐水。

2. 动物麻醉

实验日,将家兔称重后,用 25%乌拉坦溶液(剂量为 4ml/kg 体重)或 2%戊巴比妥钠溶液(剂量为 2ml/kg 体重)经耳缘静脉注射麻醉。将动物仰卧位固定于小动物手术台上,颈前部剪毛备皮。

3. 手术过程

① 颈总动脉分离和动脉插管:小心地用玻璃分针分离出双侧颈总动脉,各暴露 3~5cm 长。用眼科镊在右侧颈总动脉下方穿过一双股的丝线,然后剪成两根线。用其中一根线直接结扎颈总动脉的远心端,以永久阻断血流;另一根线留置备用。再在距离结扎处向近心端方向约 3cm 处,用一小动脉夹小心夹住颈总动脉以阻断血流。确保两端血流阻断后,轻轻提起远心端结扎线,牵引颈总动脉,用眼科剪在其前壁以 45°角斜向心脏方向剪一 V 形小口,深度为管径的 1/3~1/2。用眼科镊小心提起切口上缘,向心脏方向插入一充满肝素溶液的动脉导管(注意:勿插入动脉壁外夹层),导管插入动脉约 0.5cm。用留置线扎紧导管,并在侧管上打结固定,以防导管从动脉中滑脱。导管的另一端接三通开关并关闭,以备放血。

② 输尿管插管及首次采尿:剪去下腹部手术野的兔毛,剪下的兔毛应及时放入盛水的杯中浸湿,以免兔毛到处飞扬。在耻骨联合上缘沿正中线向上做 5cm 长的皮肤切口,用止血钳逐层分离皮下组织和肌肉。沿腹白线切开暴露腹腔,将膀胱轻轻向外向下拉出,暴露膀胱三角。用注射器吸出膀胱内全部尿液,置于塑料离心管中备用。

仔细辨认输尿管,并将一侧输尿管与周围组织轻轻分离,避免出血。用线将输尿管近膀胱端结扎,在结扎线的上部用眼科小剪刀剪一斜口,切口约为管径一半。把充满生理盐水的细塑料管经输尿管的斜口向肾脏方向的输尿管插入,用线结扎固定,进行导尿,可看到尿液随着输尿管的蠕动间断性地从细塑料管中逐滴流出(注意:塑料管插入输尿管管腔内,不要插入管壁肌层与黏膜之间,插管方向应与输尿管方向一致,勿使输尿管扭曲,以免妨碍尿液流出)。手术完毕后用 38℃左右的生理盐水纱布在腹部切口处遮盖,以保持腹腔内温度并避免体内水分的过度流失。

4. 动脉血样本的制备和血气分析

打开颈总动脉的动脉夹,弃去最先流出的 2~3 滴血液后,立即采血并迅速盖紧管盖,进行血气电解质分析,测定动脉血 pH、PaO_2、$PaCO_2$、$[HCO_3^-]$ 和 $[K^+]$。

5. 血清制备和血清尿素氮测定

经动脉插管取正常或中毒家兔血 2~3ml,待凝固 15~20min 后,3000rpm 离心 10min,分离血清。用滴管将血清吸出,分别移入干燥的小试管中备用。

所制备的血清用来测定血清尿素氮。尿素氮测定按照试剂盒说明进行。

6. 血、尿肌酐的测定和内生肌酐清除率计算

① 用事先肝素化的离心管从颈总动脉采血 2ml,3000rpm 离心 10min 后取血浆。用肌

酐检测试剂盒分别测定血浆和尿样中肌酐浓度,操作按照试剂盒说明书进行。

② 用量筒收集 60min 尿液,并根据此计算每分钟尿量值,以便计算内生肌酐清除率。

③ 按照如下公式计算内生肌酐清除率:

$$内生肌酐清除率(ml/min) = \frac{尿中肌酐含量(\mu mol/L)}{血中肌酐含量(\mu mol/L)} \times 每分钟尿量(ml/min)$$

7. 病理形态学观察

在麻醉状态下,耳缘静脉注射 20ml 空气,处死家兔,取出肾脏。

称两肾重、去肠道后体重,计算肾体比(即两肾重占去肠道后体重之百分比)。

沿肾之凸面中部做一水平切面,深达肾盂,注意肾包膜情况,切面的色泽、皮质条纹、皮质与髓质分界是否清楚等,并与对照组兔肾做比较。

将实验数据填入表 4-4。

表 4-4　急性肾小管坏死与对照家兔各项指标记录表

处理因素	模型家兔	正常家兔
pH		
PaO_2/mmHg		
$PaCO_2$/mmHg		
$[HCO_3^-]$/(mmol/L)		
$[K^+]$/(mmol/L)		
尿素氮/(mmol/L)		
血中肌酐浓度/(μmol/L)		
尿中肌酐浓度/(μmol/L)		
内生肌酐清除率/(ml/min)		
两肾重量/g		
去肠道后体重/g		
肾体比/%		
肾剖面结构形态		

【注意事项】

1. 肾功能衰竭的造模可由实验教师在实验课前一天完成操作。

2. 实验课时,学生分组分别用对照组动物和肾中毒组动物进行实验,其结果可汇总进行统计分析。

3. 正常家兔血清尿素氮 14~20mg%,急性升汞中毒性肾病家兔血清尿素氮明显高于正常。

【思考题】

1. 比较模型组与对照组家兔的各项检测结果和肾脏形态变化,分析升汞引起急性肾功能衰竭的机制。

2. 模型组和对照组家兔血气电解质测定结果有何不同? 为什么?

3. 引起急性肾功能衰竭的常见原因有哪些? 如何分类?

第五章 设计性实验概述

　　所谓设计性实验,是指由教师给定实验目的和要求,并提供实验条件,由学生自行设计实验方案并加以实现的实验。在系统地完成验证性实验和综合性实验的基础上,学生已经对生理学与病理生理学实验的基本原理和常用方法技术有了一定的认识,具备了自己设计和准备实验的经验基础。通过设计性实验,学生可以了解和熟悉生理学与病理生理学实验及相关基础医学实验设计的原理和基本路线,独立完成实验,提高综合能力和素质。

　　对实验有浓厚兴趣,又有一定基础,将来有志于从事科研的同学,可自主设计实验,专门研究某种生理现象。所谓自主设计实验,是指由学生自主选题,再设计实验方案并完成的实验。通过自主设计实验,学生可以进一步提升自己发现问题、分析问题和解决问题的能力,激发创造性思维,培养科学思维模式和素养,提高综合运用理论知识和实验技能的能力,并借此过程了解和熟悉基础医学研究的一般步骤和常用方法。这十分有利于高素质的创新型和应用型人才的培养。

　　设计性实验与传统的验证性实验和综合性实验的学习目的和要求有很大不同;教师仅介绍设计原则,并进行一定的指导和评价;学生通常以小组为单位,自主查阅文献,自主选题,自主设计和完成实验并撰写实验报告或论文。作为实验教学的一个重要环节,设计性实验和学生自主设计实验还可以作为考查学生基本操作技术和培养学生综合能力的重要手段。

　　设计性实验的基本程序为:教师介绍基本要求与方法→学生自选课题并设计实验→论证设计方案,总结和修改→预备实验和正式实验→统计分析实验数据→撰写实验报告。

　　① 选题。由学生自主提出课题或教师提出课题供学生参考。一般来说,课题内容不超过学生所学过的理论知识和实验方法。题目应尽量明确,候选项目不宜过多。鼓励学生查阅文献资料,使选题更富有意义,也为下一步的论证提供可靠依据。

　　② 实验设计方案及其论证。设计方案的内容一般包括:设计的理论和现实依据和意义、拟采用的实验方法及可行性分析、实验的分组及项目或观察的内容和指标、每一步实验或预测的结果等,书写成文后进行论证,并交教师审批。

　　③ 执行方案。力求操作规范、精确,观察仔细,记录详细、及时,树立严谨的工作作风。

　　④ 数据的整理统计。将取得的实验结果和数据以图或表的方式清晰明了地表示出来,并据此得到结论。对于分组的数据,需要进行适当的统计分析,以得到可靠的结论。鼓励就实验结果及影响因素等进行有意义的讨论。

　　⑤ 实验报告的撰写。设计性实验报告的格式,建议采用学术论文式,具体参见"1.1.2 实验报告的撰写要求"的相关介绍。

　　在上述过程中,最关键的环节就是实验设计。

　　以下就设计性实验的一般路线做一介绍。

5.1 实验的选题

5.1.1 选题的来源

实验选题大致有以下几种来源:

① 验证已有的某些理论;② 分析、论证平时观察到的某些现象,可以是日常生活中观察到的现象,也可以是以往实验中观察到的现象;③ 对过去已经做过的实验从方法上或者内容上进行改进。

设计性实验一般由指导教师来选题;而学生自主设计实验则需要学生的积极参与,甚至由学生自主选题。

选题过程是创造性思维的过程。从这一角度来说,上述三种类型的选题来源以第②种最为可贵。许多生理学的重要发现都来源于此。根据观察到的现象确定一个题目,然后根据已有的知识建立假说,再根据已有的实验技术和条件论证假说。这一过程实质上就是发现问题、提出问题、分析问题并解决问题的过程,是人认识规律的基本过程。

根据观察到的现象选题,有几个关键环节:

① 在日常生活中或者平时的实验过程中,留心观察,不仅要有好奇心,还要有随时记录的习惯,以便积累问题。② 试图用已有的知识去解释这些现象,如果不能很好地解释,则提示有一些规律还没有被认识,往往需要设计实验进一步观察。③ 在拟定设计方案之前,还需要与指导教师和同学进行讨论,并查阅文献,看看别人有没有提出类似的问题,有没有研究过,有没有解决。④ 如果经过讨论和文献查阅仍不能很好地解释现象,则有必要拟题研究。⑤ 选题的同时或是之前往往要提出假说。所谓假说,是指预先假定的答案或解释,即实验的预期结果。

5.1.2 选题的基本要求

一个好的选题应该具有创新性、科学性和可行性。

1. 创新性

选题应有原创性,或者至少部分创新。可以是通过假说提出新规律、新见解,可以是应用新技术、新方法从其他角度或层次来重新解释已知的规律,也可以是对已知的规律、技术或方法进行修改、补充。创新性是一项实验研究的价值所在。虽然初学者往往难以一下子就提出很有价值的假说,但是应当倡导创新精神,培养创造性思维的习惯。

2. 科学性

选题应当准确、具体地提出要解决的问题,这就意味着通常要符合已有的知识体系和框架,但并不意味着不能挑战已有的理论,甚至是公认的理论。只要有充分的依据,即使与已有的理论不同,也应当充分重视。科学的假说是关于事物现象的原因、性质或规律,通过逻辑推理提出的推测性说明。这一推理过程必须是严密的。似是而非的、毫无根据的胡思乱想,或是错误的推理过程,都不符合科学精神。

3. 可行性

选题应符合实验者和实验室的主、客观条件。初学者往往盲目地求大、求全、求新,令选题难以实施。这就要求选题者首先要熟悉现有的各种实验条件和技术,如果是需要用到新设备和新技术,也应当可以通过努力学会。

为了符合上述三方面的要求,选题者首先要检索文献资料,并进行充分地分析,了解他人在有关方面的研究情况、取得的结果和尚未解决的问题。无论是教师还是学生选题,只有在充分地掌握目前的进展和动向、进行综合分析的基础上,才能从现象中找到有价值的问题,进而建立假说和确定题目。

5.1.3 文献检索的途径和方法

大到了解某领域的进展情况,小到了解某种方法技术等具体内容,都需要进行文献检索。文献检查的过程为先确定检索的关键词或主题词,然后进行文献检索和阅读。

期刊论文是最主要的文献类型。目前在生物医学领域有很多网络数据库可供检索。常用的中文期刊数据库有:

1. 中国生物医学文献数据库(CBM)

该数据库有规范的主题检索,并有高级检索等功能。网址为 http://www.sinomed. ac.cn/zh。其中除中华医学系列期刊外,均有全文链接(维普数据)供浏览下载。

2. 中国知网的中国学术期刊网络出版总库(CNKI)

它是著名的期刊全文数据库,可下载全文。网址为 http://acad.cnki.net。该数据库的特色是,针对检索结果,提供"参考文献"、"相似文献"、"同行关注文献"、"相关作者文献"等相关文献,提高了检索效率。

3. 维普的中国科技期刊数据库

它是著名的期刊全文数据库,可下载和浏览全文,方便快捷。网址是 http://www. cqvip.com。

4. 万方的数字化期刊库

它是著名的期刊全文数据库,可下载和浏览全文。网址是 http://c.g.wanfangdata. com.cn/Periodical.aspx。

5. PubMed

许多时候,还需要检索英文文献。PubMed 是最常用的生物医学文摘数据库。网址是 http://www.ncbi.nlm.nih.gov/pubmed。在检出文摘后,大多数文献可以通过超链接,到各期刊所属的出版集团数据库中浏览或下载全文。另外还有一部分 PubMed 数据库可免费提供全文。

5.1.4 设计性实验选题举例

为帮助初学者理解,以下列举几个实验选题,分属上述不同类型。

① 证明迷走神经对心脏活动的调节作用

② 证明某化学物质对动脉血压的影响

③ 健康大学生动脉血压的性别间差异的统计分析

④ 证明某物理或化学因素对小肠平滑肌活动的兴奋或抑制作用

⑤ 证明某化学物质或物理因素对尿量的影响

5.2 实验方案的制定与实施

5.2.1 实验方案设计的基本原则

为了通过实验发现或验证生理现象的内在规律,避免出现假象,必须尽可能减少人为因素的干扰和偶然误差等影响,所以在基础医学研究中,实验设计应当遵守以下原则:

① 对照(control):是使实验组和对照组(或加实验因素时和无实验因素时)的非处理因素处于相等状态,从而消除或减少可能出现的实验误差。对照的形式有空白对照、实验对照、标准对照、自身对照等。

② 随机(random):保证被研究的样本是由总体中任意抽取的,即抽取时要使每一个观察单位都有同等的机会被抽取,以减少实验误差和人为因素的影响。

③ 重复(repeat):通过重复可减少偶然性误差。样本越多,重复次数越多,结果就越接近真实值。各类实验因研究目的不同,动物用量有一定数量限制,可通过减少批内和批间的动物个体差异来增加同质性。

④ 均衡(parallel):必须使实验组和对照组中的非处理因素均衡一致,突出实验的处理因素,减少非处理因素对结果的影响。例如,实验组和对照组的样本应选自同一总体,且数目相等。

为了避免和减少实验误差、取得可靠结论,实验过程应始终遵循上述原则。

5.2.2 设计性实验方案的基本要求

设计性实验方案的基本要求如下:

① 设立对照组或对照实验。分组实验应当设立对照组。有时也可以对同一个体或组先后进行对照实验与检验性实验,以消除个体差异带来的影响。如果需要不止一次的处理,要充分考虑时间间隔,消除或减少前一种处理的后遗影响。对照组与实验组,除了欲检验因素外的所有其他条件应当都相同,这样才能客观反映欲检验因素对实验结果的影响。

② 不能随意改变实验条件和参数。尤其是欲检验因素的条件(例如刺激强度、药物剂量等)必须保持一致,绝不能在实验过程中变更。

③ 全程观察现象,全程记录数据。例如,记录某一生理指标的连续变化,一般要从没有给予刺激之前的基础水平开始,连续观察,一直到欲检验因素产生变化结束或基本结束为止,不能跳跃式或者选择性地记录。

④ 实验结果的判定标准应当明确、客观。应事先规定显著性水平,对实验结果进行统计学检验,来客观地判定实验结果。对于图形、图像等结果,也应该有客观的工具或判断体系来得出可信的结论。

⑤ 实验要可重复。仅进行一次实验便下结论,往往无法排除结果的偶然性,因此必须要有足够的重复次数。同一实验设计,还应当能保证他人、在其他实验室重复出来。重要的结论往往还需要用其他方法来验证,以提高结论的普适性和可信性。

5.2.3 实验方案制定过程中的注意事项

1. 科学合理地设置处理因素

处理因素可以是物理因素,如电刺激、温度等,也可以是化学因素,如药物、营养成分等,在确定处理因素时应注意:

① 抓住主要因素,分组不宜过多。初学者可从单一因素入手。

② 选择适合的强度,通常是在合理范围内设立高、低(或高、中、低)强度组,以便横向比较。

③ 在整个实验过程中,保持处理因素的一致性,以便纵向比较。

④ 减少干扰因素,例如环境温度、动物的性别等。

2. 合理选择研究水平和实验对象

生理学与病理生理学实验研究水平包括整体、系统和器官、组织和细胞甚至分子等不同水平和层次。实验对象可以是人,也可以是实验动物,或者是离体器官、组织或细胞。初学者往往需要权衡实验室条件和实验设计的需要,做出合理、可行的选择。

3. 观测指标的确定

选择实验指标选择时要特别注意以下几点:

① 实验观察或检测的指标应当能特异而灵敏地反映所要检查的某种生理功能。例如反映心脏活动可以采用测定心率、心肌收缩力、心电图等指标,如果采用动脉血压、静脉血压、脉搏等指标,则因为受到其他因素影响而特异性不够。

② 观测指标时,应尽量采用客观而精确的指标,例如收缩压/舒张压、每分钟尿量、收缩力、体温等。如果不能量化,也应尽量客观。例如有的观察可以记录图形或图像等结果,而这些图形和图像数据也可以用公认的软件来量化。尽量不采用主观指标。如判断阴性反应或阳性反应,很容易因为观察者的判断能力而出现"假阳性"或"假阴性"。

③ 选择观测指标还应当考虑到客观条件,包括现有实验室的仪器设备条件,以及实验者的技术水平和能力。主、客观两方面的条件应当能允许观测的正常完成,也就是可行。

④ 选择观测方法时,通常要选择比较公认的方法。如果是自己独创的方法,一定要先进行方法学研究,确定其科学、可靠。

5.2.4 实验方案的实施

实验方案一旦制定,就要按计划执行。但是为了确定实验方案切实、可行,通常需要进行一些准备工作和预实验。在准备仪器设备和动物的过程中,可以修改实验方案,使之更加合理。通过预实验,还可以初步了解可能遇到的技术难点和困难,及时考虑对策。必要时还需要再修订实验方案。

1. 实验前准备和预实验

实验前应当就实验方案的理论依据、实验方法、实验室条件等方面进行认真准备。为此,往往需要查阅文献资料,与指导教师和学长进行充分讨论,确定实验方案有依据,并有条件执行。

在进行正式实验之前,一般需要进行预实验,以检验实验方案的可行性,摸索实验方案和实验条件,熟悉实验方法,初步预测和验证实验结果,并通过这一过程找出问题和准备不足之处，在正式实验之前予以解决，不能解决时还需要修改实验方案并重新进行预实验。

2. 正式实验

① 按照修订的最后实验方案认真执行。一旦实验方案确定下来，一般不可在正式实验中随意变动。

② 仔细观察实验过程中出现的现象（结果），认真做书面记录，如果是通过生理记录仪采集数据，应当对原始数据进行可靠的备份。要充分重视原始记录，预先详细设定原始记录的内容和方式。常用的记录方式有文字描述、数字、表格、图形、图像、录像等。原始记录应及时、准确、完整，严禁随意涂改。要保证记录的原始性、真实性，不可用事后整理的记录代替原始记录。

原始记录应当不厌其详。通常实验记录的项目和内容有：

实验名称、实验日期、实验地点、实验者；

实验对象：如为实验动物，要记录动物种类、品系、体重、性别、健康状况和编号等；

药品试剂：如名称、来源（生产厂）、型号规格、批号、浓度、给药体积、给药剂量、给药时间、给药次数和给药时间间隔等；

仪器设备：如仪器名称、厂商、型号等；

实验条件：如实验时间、气温、动物饲养条件等；

实验方法及步骤：按次序全程记录实验内容，如麻醉、手术、刺激、给药、测定等；

实验数据和指标：应当精确记录直接或间接检测的数据、单位、计算公式；如果记录曲线，应保留原始数据备份。

③ 在实验过程中，不断思考。如发现不合理的现象，应当及时分析原因，找出问题以利解决，有时需要设计新的实验进行进一步的探讨。

3. 数据处理和结论

首先应当整理、核对原始数据或记录，再用可靠的方法或软件进行统计计算。例如计算各组数据的均值、标准差、标准误差等，做相应的统计学显著性检验，或计算特征参数等。绘制成规范的统计表或统计图，以便直观展示和交流。

在分析和判断实验结果时，要减少主观因素的干扰。例如避免在统计计算或假设检验时任意舍弃数据。必须严谨、规范，按照统计学要求和统计软件的规定完成。

在下结论时应当实事求是，不能夸大，或者人为扩展结果。有一些引申的或没有把握的内容，不可作为结果，否则无法得到可靠的结论。

科学研究经过实验设计、实验与观察、数据处理，就可做出研究总结，得出结论，并写出论文。这个结论要回答原先建立的假说是否正确，从而对所提出的问题做出解答（并应对实验中发现的现象和搜集到的资料做出理论解释）。研究结论是从实验观察结果概括或归纳出来的判断。结论内容要严谨、精炼、准确。